DE LA

MORT SUBITE OU RAPIDE

APRÈS LA THORACOCENTÈSE

PAR

Le Dr Eugène FOUCART,

Interne provisoire des hôpitaux de Paris,
Médaille de bronze de l'Assistance publique.

PARIS

P. ASSELIN, SUCCESSEUR DE BÉCHET JEUNE ET LABBÉ,
LIBRAIRE DE LA FACULTÉ DE MÉDECINE
Place de l'École-de-Médecine.

1875

DE LA

MORT SUBITE OU RAPIDE

APRÈS LA THORACOCENTÈSE

DE LA

MORT SUBITE OU RAPIDE

APRÈS LA THORACOCENTÈSE

PAR

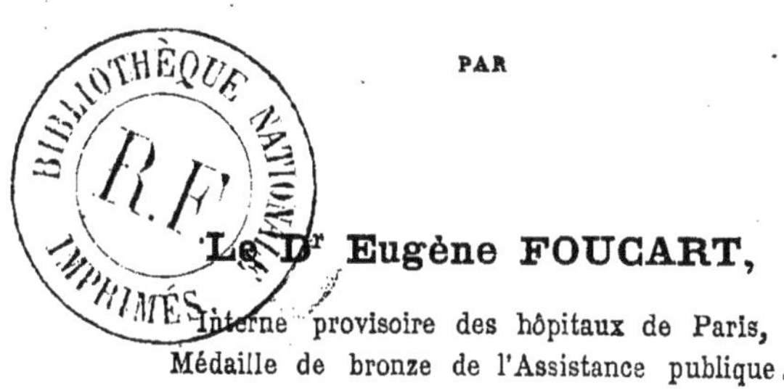

Le Dr Eugène FOUCART,

Interne provisoire des hôpitaux de Paris,
Médaille de bronze de l'Assistance publique.

PARIS

P. ASSELIN, SUCCESSEUR DE BÉCHET JEUNE ET LABBÉ,

LIBRAIRE DE LA FACULTÉ DE MÉDECINE
Place de l'École-de-Médecine.

1875

DE LA

MORT SUBITE OU RAPIDE

APRÈS LA THORACOCENTÈSE

La thoracocentèse (de θώραξ, poitrine, et κεντεῖν, percer) ou paracentèse de la poitrine, est l'opération par laquelle on évacue toute collection de sérosité, de pus ou de sang, contenue dans la cavité pleurale. Pratiquée par les anciens depuis Hippocrate sous le nom d'empyème, elle a été abandonnée à certaines époques; nous n'avons pas l'intention dans ce travail de retracer l'histoire de cette opération; assez d'autres l'ont fait avant nous et plus complètement que nous n'aurions le loisir de le faire; il nous suffira de citer, entre autres documents, les leçons de la clinique de Trousseau (1) et le travail de M. le docteur Bouchut, en 1871 (2). L'immortelle découverte de Laënnec permit d'opérer avec plus de sécurité, en assurant le diagnostic des affections de poitrine; mais il faut arriver à Faure (3), qui présenta en 1836 un mémoire à l'Académie de méde-

(1) Pr Trousseau. Clinique médicale de l'Hôtel-Dieu, 3e édit., 1868, t. I, p. 663 et suiv.

(2) Bouchut. De la thoracentèse par succion ou aspiration pneumatique dans la pleurésie purulente et dans l'hydropneumothorax, 1871.

(3) Faure. Observations sur la ponction de la poitrine. Gazette médicale; Paris, 1836.

cine, pour trouver un partisan décidé de l'opération.
Le résultat n'était cependant pas fait pour engager à
imiter les tentatives de Faure : sur huit malades un
succès, six morts et un cas dont on ne connaissait pas
la terminaison. L'idée ainsi jetée par le médecin de
Strasbourg ne devait cependant pas périr. En 1844,
Trousseau imagina de faire, dans les cas de pleurésie
simple, la paracentèse de la poitrine qu'on avait ré-
servée jusque-là, à peu près exclusivement, aux épanchements purulents. Il faut voir dans l'ouvrage de
M. Woillez (1) et même dans les observations citées
dans la clinique de l'Hôtel-Dieu, la hardiesse progressive de Trousseau dans l'application de la thoracocentèse ; presque timide dans le mémoire de 1844, il
s'enhardit peu à peu et finit par regarder cette opération comme absolument innocente. Quelque exagérée
que puisse paraître en cela l'opinion du célèbre professeur de l'Hôtel-Dieu, on doit reconnaître qu'il fut le
véritable restaurateur de la thoracocentèse, comme il
avait été celui de la trachéotomie. La mort surprit
Trousseau au moment où une découverte importante
allait donner une nouvelle impulsion à l'emploi de la
paracentèse de la poitrine. On a pu regarder cette
découverte comme une simple modification du procédé
décrit plusieurs années auparavant par M. J. Guérin ;
mais si on compare la faveur dont jouit le procédé de
M. le docteur Dieulafoy avec l'abandon dans lequel est
tombé celui de M. J. Guérin, on est porté à penser que

(1) Woillez. Traité clinique des maladies aiguës des organes respiratoires, 1872.

la ponction capillaire avec aspiration diffère de la ponction sous-cutanée.

Là, du reste, n'est pas la question pour nous ; nous ne voulons pas entrer ici dans la description des appareils ; nous serons plus tard amené à parler brièvement, et pour les juger, des divers procédés opératoires ; disons seulement que, depuis 1870, on a vu se succéder des appareils destinés à faciliter l'opération, mais que le mérite de la découverte nous semble revenir à M. le docteur Dieulafoy.

Tout le monde reconnaît aujourd'hui l'opportunité de la thoracocentèse dans certains cas, sans que ses indications et ses contre-indications soient bien nettement définies ; les diverses discussions qui ont eu lieu dans les sociétés savantes et principalement à l'Académie de médecine (1) et à la Société médicale des hôpitaux (2), se terminèrent par des rapports ou des résumés aussi remarquables qu'on pouvait les attendre des membres de ces savantes compagnies, mais dont les conclusions, manquant un peu de précision, parce qu'elles ne s'appuyaient pas sur des observations assez nombreuses, ne convainquirent personne : chacun conserva donc son opinion, les uns partisans acharnés de l'opération, les autres désirant la voir employer, mais avec certaines restrictions et avec quelque mesure.

La thoracocentèse était employée avec une juste faveur, lorsque, en 1872, la thèse de M. le docteur Terrillon (3) vint éveiller l'attention sur un accident que

(1) Bulletins de l'Académie de médecine, 1826, 1865, 1872.
(2) Bulletins de la Société médicale des hôpitaux, 1850. 1854, 1864.
(3) Terrillon. De l'expectoration albumineuse après la thoracenèse. Th. Paris, 1873.

l'on rencontrait assez souvent à la suite de cette opération, l'expectoration albumineuse, complication dont
M. le docteur Pinault avait déjà signalé l'existence
dans sa thèse, en 1853 (1), mais dont la cause n'était
pas connue. La forme grave de cette expectoration
s'accompagne quelquefois de mort subite ou rapide,
ainsi que M. Terrillon en rapporte deux exemples.

Quelques cas de morts subites ou rapides, survenues
immédiatement ou peu de temps après la thoracocentèse, dues ou non à cette cause, avaient déjà été publiés ; d'autres cas le furent depuis lors.

Il nous a paru intéressant de recueillir ces faits, de
les comparer entre eux, de rechercher quels pouvaient
être la cause et le mécanisme de la mort pour chacun
d'eux, et l'opinion de ceux qui les avaient observés :
tel est le sujet de notre premier chapitre.

Dans le second, nous examinons les différents mécanismes proposés pour expliquer la mort subite ou
rapide après la thoracocentèse.

Dans le troisième, nous recherchons s'il existe quelques signes qui puissent faire soupçonner l'imminence
de la mort subite ou rapide, quelles sont les précautions à prendre pour éviter cette issue funeste et quelle
est l'influence des appareils aspirateurs.

Dans le quatrième, nous rapprochons des observations publiées quelques cas de mort subite ou rapide
dans la pleurésie, sans opération, survenus par un
mécanisme analogue.

En un mot, nous nous proposons de rechercher si la

(1) Pinault. Considérations cliniques sur la thoracentèse. Th. Paris, 1853.

mort subite ou rapide est à craindre à la suite de la thoracocentèse, quelles sont les causes qui peuvent la produire, et quelles sont les précautions à prendre pour se mettre autant que possible à l'abri de cette funeste terminaison.

C'est le résultat de nos recherches à ce sujet que nous avons l'honneur de soumettre aujourd'hui à nos juges. Nous n'avons pas la prétention d'avoir fait un travail complet, mais nous serons heureux s'il peut appeler l'attention vers certains points encore obscurs de l'étude de la thoracocentèse.

I

Que doit-on entendre par mort subite ou rapide après la thoracocentèse ? Sous cette dénomination, nous comprendrons les morts qui surviennent pendant l'opération et dans les vingt-quatre ou trente-six heures qui suivent, et qui paraissent au premier abord causées par la paracentèse de la poitrine.

Doit-on craindre cet accident à la suite de la thoracocentèse ? Nous ne voulons pas juger dès à présent l'influence de l'opération sur cette terminaison, mais nous pouvons dire, en nous appuyant sur les observations suivantes, que cette issue malheureuse devra être présente à l'esprit du médecin, quand il se disposera à faire la ponction, et qu'il ne devra négliger aucune précaution pour empêcher autant que possible ce funeste résultat.

Obs. I. — Pleurésie datant de deux mois chez un goutteux. Thoracentèse. Efforts. Mort subite. (Société médicale des hôpitaux, 1850, MM. Pidoux et Trousseau.)

Pendant l'automne de 1848, je fus mandé, par M. le Dr Bonnassies, auprès d'un M. L..., demeurant à Paris, quai Bourbon. M. L... était goutteux depuis sa jeunesse ; la diathèse était chez lui tellement prononcée, qu'outre les tophus crayeux qui déformaient toutes les articulations, il y en avait encore dans l'épaisseur de la peau des mains et des pieds, de sorte que cette peau avait l'apparence de la surface interne d'une aorte parsemée de points d'ossification. Depuis deux mois, M. L... était atteint d'une pleurésie à gauche ; l'épanchement remplissait tout le côté, refoulant le cœur et le diaphragme. Depuis plusieurs nuits, il avait des accès de suffocation qui faisaient craindre une mort imminente. Les accès de dyspnée survenant à l'occasion du moindre mouvement, il fallait que, pour uriner ou aller à la garde-robe, le malade prît les précautions les plus grandes. La thoracentèse fut décidée et pratiquée ; elle présenta cette particularité, que le poumon, à chaque secousse de toux, venait battre contre la canule. On retira 2,500 grammes de sérosité citrine et parfaitement limpide. Le poumon se déplissa, et, immédiatement après l'opération, on entendait dans tout le côté gauche le bruit respiratoire mêlé de quelques bulles de râles muqueux et sous-crépitants ; la toux cessa avec l'écoulement du liquide. Cependant le déplissement du poumon fut extrêmement douloureux ; la douleur persistait encore le lendemain matin. M. L... déclarait que cette sensation lui était parfaitement connue, qu'elle ne différait en rien de ce qu'il éprouvait quand la goutte envahissait les parois de la poitrine. Il y avait une fièvre assez vive ; mais l'épanchement ne s'était pas reproduit, et les râles étaient plus gros. Rien ne faisait pressentir une terminaison fatale. M. L... avait une violence de caractère extrême. Malgré les ordres les plus formels, il voulut se lever pour aller à la garde-robe : il se leva donc, fit quelques pas dans sa chambre, s'assit sur sa chaise, et, après quelques minutes d'efforts inutiles, il se remit seul au lit ; il essaya de nouveau, mais inutilement, et fut très-oppressé.

Enfin il déclara qu'il essaierait encore une fois : ni les observations, ni les prières de sa famille ne purent l'arrêter; il se leva résolument, se mit sur le bassin, fit pendant quelque temps de nouveaux efforts superflus, puis regagna son lit; mais, en essayant de l'enjamber, il rendit le dernier soupir.

Dans ce cas, Trousseau ne croit pas qu'on doive imputer l'insuccès à l'opération; d'après lui, si on n'avait pas fait la paracentèse, le malade se serait trouvé dans des conditions aussi défavorables, et la mort serait peut être arrivée encore plus rapidement; ici, comme dans tous les cas où la ponction de la poitrine a été suivie de syncope non mortelle, cet accident semblerait plutôt dû aux conditions qui ont nécessité l'intervention chirurgicale, conditions que la ponction est impuissante à modifier de suite. On ne trouve pas ici de symptômes de congestion pulmonaire intense. Trousseau ne dit pas dans l'observation si le malade a eu de l'expectoration pendant l'opération, mais il a eu de la toux qui n'a pas persisté après l'évacuation du liquide; rappelons de plus que le malade était goutteux. Quand MM. Pidoux ét Trousseau communiquèrent ce fait à la Société médicale des hôpitaux, M. le docteur Piedagnel fit observer qu'il croyait que la mort avait eu lieu par rupture des vésicules pulmonaires, d'où possibilité de la communication de l'air avec les veines. Trousseau répondit très-justement que, dans ce cas, la mort serait survenue aussitôt après la paracentèse et non vingt-quatre heures après; il pensait plutôt à une syncope complète, le cœur s'étant arrêté pendant quesques secondes. M. Tardieu pensait que la mort était due à une

rupture pulmonaire. Il nous semble que l'état mala-
dif déjà ancien, les mouvements brusques et répétés
du malade, malgré toutes les exhortations, l'accès de
colère, les efforts répétés que le malade fit pour aller à
la garde-robe, suffisent pour expliquer sa mort, et que
la thoracocentèse ne doit pas être mise en cause.

Obs. II. — Pleurésie aiguë gauche. Mort rapide après la thoracentèse.
Péricardite sèche. (Thèse de M. le Dr Goguel). (1)

X... entre, dans l'été de 1853, dans la clinique de M. le professeur Forget, à Strasbourg, avec des symptômes vagues et mal
définis. On reconnaît, au bout de huit jours, l'existence d'une
pleurésie étendue depuis la base du côté gauche jusqu'à 0,04 centimètres de l'angle de l'omoplate ; signes aigus, large saignée.
— 8 ventouses scarifiées, diurétiques.

Le lendemain, même état aigu : nouvelle saignée moins abondante ; l'épanchement a augmenté, dyspnée plus intense. A 4 h.
du soir, orthopnée, cyanose, pouls petit, faible et fréquent. On pratique la thoracentèse avec le trocart de Reybard, garni de baudruche : on obtient une sérosité jaune, citrine ; il n'y a pas d'air
introduit dans la plèvre. Après l'extraction d'un litre et demi de
liquide, le malade pâlit et se sent faible : on interrompt l'écoulement avec le doigt. Le malade revient à lui : on laisse écouler
de nouveau un peu de sérosité, qui sort difficilement. On ferme
alors la plaie : nouvelle lipothymie ; puis il se remet. Mais, peu
de temps après le départ du médecin, troisième perte de connaissance et mort.

Autopsie. — La plèvre gauche contient un litre et demi de sérosité. Le poumon est refoulé et couvert de fausses membranes
épaisses.

Cœur. Péricardite sèche, aiguë, récente.

Ici, quoique l'observation soit très-courte et l'auto-

(1) Goguel. Des diverses méthodes de paracentèse thoracique et de
leurs indications. Th. Paris, 1856.

psie peu détaillée, la mort semble devoir être attribuée à la péricardite, dont le malade était probablement atteint avant l'opération. N'eût-il pas mieux valu arrêter complètement l'écoulement du liquide dès la première faiblesse

Obs III. — Pleurésie aiguë à gauche. OEdème de la face. Thrombose. Mort subite. (Extrait du Mémoire de M. le Dr Chaillou). (1)

S... (Estelle), âgée de 22 ans, servante à Vernon. Elle est accouchée il y a six semaines ; elle est entrée à l'hôpital, il y a environ huit jours, pour une pleurésie à gauche ; elle a voulu revenir chez ses parents, à Tourny. Je l'examine, le 3 octobre 1868, au moment de son arrivée. Fille forte, apparence de bonne santé habituelle. Le pouls est encore fébrile ; elle ne se plaint pas de gêne pour respirer, bien que la respiration soit fréquente. Vaste épanchement pleurétique du côté gauche, avec déviation du cœur, qui est repoussé vers le bord droit du sternum. La poitrine est couverte de plusieurs vésicatoires qui ne sont pas encore complètement séchés ; je ne puis donc pas employer ce moyen. — Tisane nitrée et digitale.

5 octobre. 20 grammes d'eau-de-vie allemande dans une tasse de thé.

Le 8. Malaise dans la journée ; le visage est rouge, vultueux, la respiration anxieuse. Le soir, la face est gonflée du côté droit, comme dans un érysipèle. — Révulsifs aux extrémités.

Le 9. OEdème dur du visage ; à droite, pas de traces de ganglions lymphatiques engorgés, douleur à la pression des vaisseaux carotidiens. Grand malaise. Potion avec acétate d'ammoniaque. La respiration devient difficile.

Le 11. Je vois la malade avec M. le Dr Vattier, médecin en chef de l'hôpital de Vernon. Le gonflement du visage est toujours prononcé, les lèvres sont violacées, la respiration est fréquente et courte. Le cœur est refoulé jusqu'au bord droit du

(1) Ch. Chaillou, de Tourny (Eure). Quelques observations de pleurésie traitées par la thoracentèse. Gazette des hôpitaux, 1872.

sternum. Nous faisons la thoracentèse pour empêcher la malade d'étouffer dans quelques heures. Ponction du sixième espace intercostal gauche avec un trocart à hydrocèle, muni d'un manchon de baudruche ; elle donne issue à un litre et demi de sérosité : elle est suivie d'un soulagement immédiat. La coloration asphyxique des lèvres disparaît, le cœur est graduellement revenu à sa position. Malgré cette amélioration, je fais des réserves sur le résultat définitif. Je crains que le gonflement du visage ne soit dû à des coagulations veineuses pouvant, soit en se prolongeant, soit en se déplaçant, amener la mort dans un moment plus ou moins éloigné.

Le 12. Le liquide ne s'est pas reproduit ; cependant la jeune fille est plns gênée que la veille au soir, sans que je puisse savoir pourquoi. La nuit se passe assez calme ; mais elle meurt subitement le 13, à quatre heures du matin, en cherchant à s'asseoir. L'autopsie n'a malheureusement pas pu être faite.

M. le Dr Chaillou a eu affaire ici à une femme fatiguée, accouchée six semaines auparavant, qui était encore sous l'influence de l'état puerpéral et qui avait subi de grandes privations avant de rentrer chez ses parents ; avant l'opération, elle présentait déjà des troubles circulatoires que la thoracocentèse n'a pas modifiés, mais n'a pas aggravés, selon nous, Les caillots qui ont causé l'œdème d'une partie de la face ont-ils été transportés dans le cœur, par quelque mouvement de la malade, ou d'autres caillots se sont-ils formés dans l'artère pulmonaire ? C'est là ce que l'autopsie aurait indiqué.

L'opération semblait ici la dernière chance de salut, elle était en quelque sorte de nécessité. Faut-il regretter qu'elle n'ait pas été faite plus tôt ? Nous ne le croyons pas ; la malade était jusque-là très-calme et assez épuisée, pour que la moindre impression pût devenir funeste.

Obs IV. — Pleurésie gauche chez un tuberculeux. Thoracentèse. Mort rapide, quatre heures après l'opération. (Communication à la Société de biologie, en 1873, par MM. Béhier et Liouville.)

J... (Emile), âgé de 38 ans, orfévre, entré, le 30 mai 1873, salle Sainte-Jeanne, n° 8. Assez grand, d'une constitution délabrée, profondément amaigri, pâle, cachectique ; il toussait depuis quelques mois, sans avoir eu jamais de point de côté ni d'hémoptysie. Depuis quinze jours, oppression considérable et essoufflement au moindre mouvement ; en se rendant du Parvis dans la salle, il manque de tomber sans connaissance. L'examen du malade à ce moment indique les phénomènes suivants : toux fréquente, expectoration séro-spumeuse, orthopnée ; les espaces sous-claviculaires sont déprimés, les espaces intercostaux du côté gauche effacés ; la maigreur considérable du malade dessine bien ceux du côté droit ; la matité est absolue dans presque toute la hauteur à gauche, en avant et en arrière ; tout à fait en haut, la respiration est obscure : on ne trouve ni souffle ni égophonie. A droite, la respiration est rude et puérile ; au niveau de la fosse sous-épineuse, la respiration est manifestement soufflante ; un peu de sibilance, quelques râles humides disséminés, plus prononcés au sommet, où la sonorité est mauvaise. Le cœur est déplacé ; la pointe bat au niveau de l'appendice xiphoïde, les bruits sont normaux et bien frappés. Température normale, pouls fréquent : 104 P., assez plein ; respiration accélérée : 36 R. par minute ; il y a donc à droite une excavation tuberculeuse du sommet, avec vestiges d'une récente poussée de pneumonie mal éteinte, lésions qui compliquaient déjà la dyspnée, augmentée encore par l'épanchement qui existe du côté gauche. Pour soutenir le malade, potion cordiale. L'élément tuberculeux ne peut pas être promptement conjuré ; la pneumonie droite semble en voie de résolution et ne réclame pas de traitement actuel ; contre la pleurésie gauche, on appliquera un large vésicatoire. Au bout de trois jours, c'est-à-dire le dix-huitième jour de la maladie, il n'y a pas de modification dans l'état du malade ; la faiblesse est très-grande, toujours de l'orthopnée, l'asphyxie est imminente, l'état général stationnaire, le cœur déplacé et la syncope menaçante. La thoracentèse paraît être presque de nécessité pour M. le professeur Béhier ; il fait d'abord une ponction exploratrice capillaire qui donne de la sérosité transparente sans pus. La ponction aspiratrice, faite immédiatement après, donne deux litres et demi de liquide clair, séreux, jaune-citrin, transparent non fibrineux, qui ne se prend pas en gelée. Au microscope, on n'y trouve que peu de leucocythes et pas de globules rouges. Vers le milieu de l'opération, qui a duré de vingt à vingt-cinq minutes, le malade est pris de quintes de toux fréquentes, peu intenses, qui ne sont accompagnées d'aucune expectoration. Vers la fin de l'opération, ces quintes sont plus rapprochées et plus tenaces.

Aussitôt après l'opération, la température axillaire est 37°,6, 116 P., 34 R. La sonorité est presque normale à gauche, la respiration rude ; des râles sous-crépitants, à bulles moyennes, sont disséminés dans tout le poumon gauche ; orthopnée, respiration haute et fréquente. Cependant le malade se dit soulagé et éprouve pendant quelque temps un bien-être réel. On le laisse reposer, et on ordonne des toniques. Vers midi, trois heures après l'opération, angoisse, dyspnée, accès d'étouffement violent ; dyspnée terrible ; efforts tumultueux d'inspiration ; décomposition des traits de la face par moments, face pâle, puis cyanosée, nez et extrémités froids. Le malade déclare qu'il étouffe ; il lui semble que, s'il pouvait cracher, il serait soulagé ; il tousse sans pouvoir expectorer. Véritables accès d'asphyxie, pendant lesquels le malade demande de l'air ; sensation de poids sur la poitrine, constriction thoracique, râles sibilants et sous-crépitants dans toute la poitrine ; battements de cœur violents, rapides ; pouls assez plein, 160 P., 40 R. Pas de pneumothorax rapidement produit ; le cœur, revenu à sa place, bat très-rapidement. Cet état dure pendant une heure : malgré la respiration artificielle, refroidissement général et mort survenant avec les symptômes de l'asphyxie progressive aiguë, sans syncope.

Autopsie. — Les méninges et le cerveau sont congestionnés ; stase veineuse asphyxique. Examen de la cavité thoracique : pas de pneumothorax, cœur assez volumineux, refoulé à droite par sa base seulement, laquelle a subi une sorte de rotation et est parallèle à une ligne verticale passant par le mamelon droit : cette base appuie contre le poumon droit, induré dans ce point ; le ventricule et l'oreillette gauche sont vides de sang ; pas de caillots dans le ventricule droit, mais sang épais et en caillots récents, analogue à de la gelée de groseille, dans l'oreillette et l'auricule droites.

Poumons très-adhérents ; à droite, broncho-pneumonie par places, avec granulations et infiltration tuberculeuse au sommet, la base est indemne, pas d'œdème pulmonaire dans le poumon droit. A gauche, le poumon est très-volumineux, recouvert, de la base au sommet, de fausses membranes s'enlevant par grandes lamelles ; pas de traces de perforation pulmonaire ; liquide dans le cul-de-sac postérieur de la plèvre en quantité peu considérable, ne contenant pas de sang et n'étant pas même rosé. L'augmentation de volume du poumon gauche est due à un véritable œdème pulmonaire. A la coupe, on voit suinter de la sérosité spumeuse, comme celle des membres infiltrés ; le lobe inférieur est bombé par cette sérosité, le doigt y laisse une empreinte ; par la pression exercée sur une coupe de ce poumon, on fait sourdre des ramifications bronchiques un demi-litre environ d'un liquide jaunâtre et albumineux, suintant avec le sang noir qui s'échappe des vaisseaux sectionnés. La trachée et les grosses divisions des bronches contiennent une spume blanchâtre, un peu épaisse, qui les obstrue complètement, mousseuse, analogue à l'expectoration albumineuse rendue après la thoracentèse ; stéatose légère du foie et des reins.

Cette observation fut le texte d'une communication de MM. Béhier et Liouville à la Société de biologie, en 1873 ; ils ont fait remarquer que la mort avait eu

Foucart. 2

lieu par asphyxie et non par syncope, et ils ont insisté sur l'existence d'un œdème pulmonaire aigu et considérable dans des points où le poumon n'avait pas encore fonctionné ; on pourrait, d'après eux, rapprocher de ce cas ceux où la thoracocentèse a été suivie d'une congestion plus ou moins intense, n'allant quelquefois même pas jusqu'à la mort, ou d'une expectoration abondante de sérosité mousseuse ; ici il n'y a pas eu d'expectoration albumineuse, et peut-être cela a-t-il amené la mort aussi rapide, le malade n'ayant pu se débarrasser por cette voie du liquide qui obstruait ses voies respiratoires. C'est ce qu'ont pensé MM. Béhier et Liouville, faisant remarquer que dans d'autres cas les malades, après avoir toussé et expectoré, avaient été sauvés. Rejetant la blessure du poumon avec la pointe du trocart pendant l'opération, à cause de l'absence d'expectoration sanguinolente, la rupture du poumon après la thoracocentèse, à cause de l'absence de pneumothorax et de l'impossibilité de trouver une fistule à l'autopsie, ils se sont rattachés à l'existence d'un œdème pulmonaire, qui se serait formé rapidement dans les nouvelles conditions où s'est trouvé le poumon après l'évacuation rapide et complète du liquide ; de plus, dans ce cas, l'autre poumon fonctionnait mal, par suite de lésions anciennes, ce qui a pu favoriser encore l'œdème pulmonaire. MM. Béhier et Liouville ont tiré de cette communication plusieurs conclusions ; ils ont pensé qu'on peut expliquer par le mécanisme précédent les cas de mort subite ou rapide survenue après la thoracocentèse, cas interprétés de façons si diverses jusqu'à présent ; ils voudraient qu'on ne fît le plus souvent la thoracocentèse qu'en enlevant peu de liquide à la fois, pour éviter les dangers de l'évacuation trop prompte et trop complète, évacuation qui devrait se faire d'autant plus doucement, que l'autre poumon, examiné avec soin, serait reconnu porteur de lésions anciennes ou actuelles qui ne lui permettraient pas de fonctionner régulièrement. Quelque temps après cette communication à la Société de biologie, M. Béhier fit sur le même cas une leçon clinique à l'Hôtel-Dieu, dans laquelle il revient sur le mécanisme de l'œdème aigu du poumon : pour lui le poumon longtemps comprimé par le liquide se dilate rapidement sous l'influence de l'air ; les vaisseaux surpris par cette excitation dont ils sont déshabitués, se contractent d'abord et restent plus ou moins longtemps en cet état, ce qui explique le soulagemont assez rapide qui suit la ponction. Mais bientôt, selon la loi physiologique, le spasme des vaisseaux cesse, fait place à leur paralysie, d'où l'afflux et la stase du sang dans le réseau capillaire du poumon et l'exsudation du sérum, d'où aussi un véritable liquide d'œdème dans les petites bronches et les alvéoles terminales ; il nie que le liquide expectoré soit du liquide de l'épanchement, car il n'y a pas de perforation du poumon ; cela n'est pas non plus de la bronchorrée, qui en diffère chimiquement, ni du liquide épanché et résorbé, car le poumon est couvert de fausses membranes ; c'est donc un nouveau liquide sécrété, c'est du liquide d'œdème. Précisant les conclusions indiquées par M. Liouville et que nous avons déjà signalées, M. le professeur Béhier ne voudrait pas voir faire de ponction de plus de

200 à 300 grammes, évacuations partielles, qu'on pourrait répéter, permettant la dilatation graduelle et successive du poumon, et empêchant ainsi l'afflux d'une trop grande quantité de sang, et ceci surtout dans les cas où le poumon opposé n'est pas absolument sain et ne peut pas apporter à son congénère l'aide dont il a besoin. Nous verrons, dans le deuxième chapitre, M. Béhier défendre les appareils aspirateurs des accusations portées contre eux. Dans la séance de la Société de biologie, où MM. Béhier et Liouville firent leur communication, M. le Dr Dumontpallier rapporta le fait suivant, analogue au précédent :

Obb. V. — Bronchite généralisée, avec pneumoeie du sommet du poumon gauche, Pleurésie secondaire du côté droit. Thoracentèse. OEdème aigu des poumons. Mort. (M. le Dr Dumontpallier, Société de biologie, 1873.)

M.., palefrenier, 46 ans, buveur, entré, le 18 février 1873, dans mon service, salle St-Louis, n° 16, hôpital St-Antoine, pour une bronchite généralisée avec pneumonie du sommet du poumon gauche, était convalescent de sa pneumonie, lorsqu'il fut pris d'une douleur de côté à droite, avec dyspnée et fièvre. Le lendemain, on constata les signes d'une pleurésie, et bientôt l'épanchement fit de tels progrès, que la ponction de la poitrine fut jugée nécessaire. Nous retirons, le 2 mars, avec le trocart à hydrocèle garni de baudruche, 2,500 grammes environ de liquide de couleur citrine, de nature inflammatoire, rapidement coagulable. Le malade fut soulagé immédiatement après la ponction, il respirait plus facilement, et nous avions lieu de croire que la ponction aurait un résultat favorable. Toutefois, dans toute la poitrine, à droite et à gauche, persistaient les râles de la bronchite. Submatité au côté droit, là où on avait constaté la matité absolue de l'épanchement. Dans l'après-midi, le malade avait toujours un peu de dyspnée, et, le soir, l'interne de garde avait

constaté assez d'oppression pour prescrire des sinapismes sur la
poitrine. Le soir, la sœur de ronde ne s'arrêta pas au lit du
malade; mais à peine était-elle passée que le malade expirait.
Quelle pouvait avoir été la cause immédiate de la mort rapide,
presque subite? Il n'y avait pas eu de véritable agonie. Etait-
ce un caillot du cœur, une syncope, celle-ci conséquence ou non
d'une asphyxie pulmonaire? L'interne de garde avait dit, en
examinant le malade, qu'il avait l'oppression ultime de certains
phthisiques.

Autopsie. — La cavité crânienne ouverte, on constatait une
épaisseur considérable de la voûte crânienne, sur la surface interne de laquelle l'artère méningée moyenne et les glandes de
Paccioni avaient marqué des empreintes profondes. Lors de
l'ouverture des méninges, il s'écoule, suivant l'expression de
M. Regnard, externe du service, un flot de liquide encéphalo-
rachidien. L'arachnoïde présentait une teinte opaline, accusée
surtout au niveau du lobe pariétal droit. Les circonvolutions
pariétales étaient aplaties, et un grand nombre d'entre elles
étaient jaunâtres à la surface et excavées. Un filet d'eau démontrait qu'il existait en ces points autant de ramollissements
qui occupaient une certaine profondeur des circonvolutions.
Une section médiane, suivant un plan vertical qui passait par
le troisième ventricule, montrait que tous les ventricules, surtout les ventricules latéraux, étaient très-distendus et offraient
certainement une capacité triple de la capacité normale ; leurs
parois étaient proportionnellement amincies, et cette dilatation,
également répartie, occupait aussi les étages moyens et inférieurs de chaque ventricule latéral. Les parois ventriculaires
n'étaient pas altérées ; elles offraient seulement une vasculari-
sation plus avancée qu'à l'état normal. On ne constatait pas de
ramollissement ni d'hémorrhagie des corps striés, ni des cou-
ches optiques. Peut-être la voûte à trois piliers était-elle moins
consistante que d'ordinaire. Le bulbe et la protubérance avaient
l'aspect normal ; les artères de la base du cerveau et leurs divisions n'étaient pas athéromateuses.

La cavité thoracique, largement ouverte par l'enlèvement du plastron sterno-costal, montrait tous les organes de cette cavité, dans les rapports qui existaient avant la mort. Le poumon gauche recouvrait le péricarde ; il était adhérent au sommet et sur les côtés : il y avait eu là, à une époque antérieure, une pleurésie qui s'était terminée par une adhérence de la plèvre viscérale à la plèvre pariétale. Le poumon droit, recouvert de fausses membranes récentes, était entouré par une couche peu épaisse de liquide jaunâtre, semblable au liquide de la ponction ; le liquide pleural était peu abondant. Le feuillet viscéral du péricarde présentait trois taches blanches, pseudo-membranes, de date ancienne et recouvertes de graisse. Toute la masse pulmonaire et cardiaque fut enlevée, non sans difficulté, à cause des adhérences des poumons aux sommets de chaque côté et du poumon gauche à la paroi thoracique. Puis, le tout étant déposé sur la table à autopsie, on était frappé du volume des deux poumons, qui étaient distendus par du liquide. Les lobes des deux poumons étaient adhérents entre eux : à gauche, par une pleurésie interlobaire de date ancienne ; à droite, par une pleurésie interlobaire de date récente, dont les adhérences étaient facilement rompues avec le doigt ou le manche d'un scalpel. Une incision, faite de haut en bas snr les poumons, montrait une coloration rouge brun de tout l'organe ; mais les parties les plus injectées surnageaient à la surface de l'eau, de même que toutes les parties divisées du poumon gauche. A la coupe, il s'écoulait une abondante sérosité roussâtre des parties incisées. Le sommet du poumon gauche ne présentait plus trace de pneumonie. On n'a pas incisé les bronches dans toute leur étendue, de sorte qu'on ne sait pas si elles étaient remplies d'un liquide spumeux. Le cœur était revenu sur lui-même, les cavités ventriculaires étaient effacées, la mort était survenue immédiatement après la systole. Pas de caillots dans le cœur ; les oreillettes elles-mêmes n'étaient pas distendues par le sang. Les orifices n'étaient pas altérés, l'orifice aortique était suffisant et la crosse aortique un peu dilatée. Les organes de l'abdomen étaient à l'état sain ; le foie et la rate étaient à l'état normal ; les reins étaient seule-

ment d'un rouge vineux qui rendait difficile à la coupe la limite
entre la substance corticale et la substance tubulaire.

...Le cœur ici semble hors de cause, ainsi que l'épanchement, qui, pour M. Dumontpallier, n'explique ni
l'asphyxie ni la dyspnée; il penche plutôt vers une
congestion œdémateuse aiguë des poumons, à cause
de la congestion trouvée à l'autopsie et de l'écoulement abondant de sérosité roussâtre à la coupe, d'où
suffocation du malade et syncope systolique. Il n'y
avait pas eu d'agonie véritable ; l'épanchement abondant a pu augmenter la dyspnée de la bronchite généralisée; M. Dumontpallier attribue à l'évacuation
trop rapide du liquide, avec le trocart ordinaire garni
de baudruche, une part dans la production de la congestion pulmonaire; il explique le mécanisme de la congestion de la manière suivante : Depuis quelques jours
il y avait de la bronchite généralisée avec dyspnée ; en
quelques minutes on vide la plèvre droite, d'où, dans
le poumon devenu libre et parfaitement perméable,
afflux considérable de sang, congestion avec œdème
des poumons, dans lesquels on [entendait depuis plusieurs jours des râles sibilants ; avec ceux-ci coïncidait
de la dyspnée ; tous ces phénomènes indiquaient déjà
une circulation pulmonaire entravée et une diminution de l'élasticité pour réagir contre l'afflux sanguin ;
l'augmentation de ces accidents a amené l'œdème asphyxique et la mort. Comme MM. Béhier et Liouville,
M. Dumontpallier regrette qu'il n'y ait pas eu expectoration, espérant qu'il n'y aurait pas eu alors excès
de sérosité sanguine, d'où peut-être pas d'asphyxie.

De ce fait, M. Dumontpallier conclut qu'il ne faut pas évacuer absolument la poitrine, mais qu'il vaut mieux se contenter d'une opération incomplète, et recourir ensuite aux vésicatoires et au traitement médical.

Obs. VI. — Pleurésie droite. Thoracentèse. Mort rapide. (Tirée de la thèse de M. le Dʳ Terrillon.)

Benjamin X..., jardinier, nº 5 de la salle Saint-Denis, entré à l'hôpital le 7 mars 1870.

Vigoureux, pas de renseignements spéciaux sur lui, il a eu à l'âge de 15 ans une scarlatine qui le rendit fort malade.

A l'âge de 28 ans, affection thoracique du côté gauche, sur laquelle il ne donne que des renseignements très-vagues. On croit cependant qu'il a eu une pleurésie, et nous verrons plus loin que l'examen de la poitrine de ce côté ne fera que confirmer l'idée d'une pleurésie ancienne et de longue durée.

Depuis deux ans, il était redevenu bien portant, mais plus pâle, plus maigre, moins vigoureux, et surtout respirant moins facilement qu'avant cette maladie. Il était facilement essoufflé quand il marchait vite.

Pas d'alcoolisme bien net, ni par ses aveux, ni par les symptômes recherchés. Pas de syphilis.

Il y a quinze jours, il fut pris de malaise, de frissons légers; il se mit au lit le soir plutôt que d'habitude. Le lendemain, essayant de se lever, il éprouve une douleur peu vive, mais gênante, du côté droit, en même temps sa respiration était plus pénible. Il essaya de travailler, mais il fut forcé de revenir chez lui vers midi.

Depuis ce moment il n'indique aucune marche bien précise de sa maladie, si ce n'est la respiration difficile, la gêne du côté. La toux quinteuse qui le prit à partir du deuxième jour alla en augmentant jusqu'au neuvième.

Un médecin lui fit appliquer un vésicatoire sur le côté : manque d'appétit, toux quinteuse, décubitus pénible d'un côté ou de l'autre : tels furent les principaux symptômes jusqu'au 8 mars, jour où il se décida à entrer à l'hôpital.

9 mars. Examen du malade. — Côté droit. — On constate tous les signes d'une pleurésie : matité occupant les deux tiers inférieurs de ce côté, égophonie au-dessus de la partie moyenne du thorax, absence de vibrations thoraciques. En un mot la présence d'une certaine quantité de liquide n'est pas douteuse.

Au sommet la respiration est rude et soufflante en arrière ; un peu de bruit skodique en avant.

Côté gauche. — Submatité en bas dans une étendue variable selon les points où l'on percute (en moyenne un travers de main).

Le murmure vésiculaire est à peine sensible. Le côté de la poitrine est manifestement rétracté, aussi on trouve à la mensuration des deux côtés un écart considérable.

A droite, côté de l'épanchement, 0,43 cent. 1[2. A gauche, 0,37 cent.

A la partie moyenne, souffle tubaire. Au sommet, respiration obscure et souffle tubaire. Rien au cœur.

Pouls, 84 P. Température, 37°,6, 40 R.

Le malade ne peut se tenir couché, il est obligé de rester assis sur le bord de son lit, ou le dos appuyé contre des oreillers. Il est pâle, la figure est anxieuse, les ailes du nez s'écartent violemment à chaque inspiration, et les muscles du cou se contractent avec énergie.

L'opération de la thoracocentèse est décidée immédiatement.

On se servit du trocart n° 2, du système des trocarts de trousse de Mathieu. M. Gombault se servait toujours d'un trocart fin, quelquefois même du trocart explorateur, afin de rendre l'écoulement plus lent et d'éviter les quintes de toux qui paraissent souvent résulter de la rapidité très-grande de cet écoulement.

Le trocart garni de baudruche mouillé fut plongé à la partie latérale médiane du sixième espace intercostal, à cinq travers de doigt au-dessous du niveau du liquide, là où la matité était la plus accentuée.

Il fut peu enfoncé, car on s'attendait à trouver ce liquide de suite, et de plus les parois thoraciques étaient peu épaisses.

L'écoulement eut lieu immédiatement, et on retira environ 1,200 grammes de liquide jaune, un peu filant et mousseux lorsqu'il tombait dans la palette d'une certaine hauteur.

Le malade se sentait soulagé à mesure que le liquide sortait; il n'eut aucune quinte de toux, pas de tendance à la syncope.

Le trocart fut retiré alors qu'il restait encore un peu de liquide, mais il coulait difficilement. On n'eut aucune goutte de sang par le trocart, et il n'éprouva d'autre douleur que celle produite par l'entrée et la sortie du trocart.

Après le retrait de celui-ci, il eut une petite quinte de toux qui passa rapidement. M. Gombault s'éloigna, laissant le malade avec toutes les apparences de soulagement et de bien-être.

A peine une demi-heure ou vingt-cinq minutes s'étaient écoulées, qu'un infirmier vint nous prévenir que le malade se plaignait beaucoup et étouffait.

En arrivant près de lui, nous le trouvons assis sur son lit, rendant dans son crachoir une écume mousseuse; il avait commencé à rendre cette écume cinq minutes à peine avant notre arrivée. Il parlait encore, mais difficilement, et il éprouvait déjà l'angoisse de l'asphyxie. Cette scène dura huit ou dix minutes à peine, et nous le vîmes tous, impuissants que nous étions à lui porter secours, rendre des flots de cette écume par la bouche et asphyxiant rapidement.

Après la mousse, il rendit du liquide qui sortait abondamment, et dont nous pûmes remplir un crachoir. Il mourut ainsi asphyxié par ce liquide mousseux qui lui remplissait la bouche.

Nous essayâmes de pratiquer la respiration artificielle, mais inutilement.

En l'auscultant, avant sa mort, nous n'avions constaté que des râles fins dans tout le côté droit.

Examen du liquide. — Ce qui nous frappa de suite, ce fut l'analogie de ce liquide qui remplissait son crachoir et un petit bassin, avec celui de la thoracocentèse.

Il était identique, la mousse abondante qui surnageait, quoique plus fine, était pareille, comme aspect, à celle qui surnageait le liquide de la thoracentèse placé dans un bassin à côté de son lit.

L'acide azotique produisit dans les deux liquides un précipité abondant. Ils se prenaient presque en masse par la chaleur.

L'examen microscopique des liquides fut fait. On y trouva très-peu d'éléments (globules de pus).

Donc, analogie complète des deux liquides.

Autopsie faite vingt-quatre heures après la mort. Aucune trace de décomposition. Le cadavre ne présente aucune trace d'infiltration, la face seule est encore bleuâtre par places. La bouche et les bords des lèvres présentent encore des restes de mousse jaunâtre.

En remuant le cadavre, on constate que le liquide jaune dont il a expectoré hier une certaine quantité, remplit encore le pharynx.

On ouvre la poitrine et l'on constate :

Du côté droit : Le poumon revenu en partie sur lui-même ne présente que le tiers de son volume normal, on ne trouve des adhérences légères que vers le sommet. Partout ailleurs le poumon est libre d'adhérences et recouvert d'une mince couche de fausses membranes réticulées.

On constate encore dans la poitrine environ 300 grammes de liquide jaune avec quelques filaments fibrineux.

La surface de la plèvre pariétale et diaphragmatique est congestionnée, rougeâtre et recouverte par places d'une fausse membrane réticulée formant des tractus minces nageant dans le liquide.

On n'a constaté aucune trace de pneumothorax en ouvrant la poitrine.

On recherche avec soin le point de la piqûre thoracique

qu'on retrouve difficilement. Cependant on la constate à l'intérieur en se guidant sur la trace persistante du côté de la peau.

Le poumon n'a pu être touché par le trocart, et ne présente aucune trace de lésion : ce fait se constate très-nettement.

On détache le poumon. Il est à peine aéré et présente, dans ses deux lobes inférieurs surtout, l'aspect d'un poumon œdématié.

Le lobe supérieur est seul peu aéré et en partie, surtout au sommet, il est dur, fibreux et est le siége d'une cirrhose assez avancée.

La coupe fait écouler une quantité de liquide analogue à celui qui remplit les bronches. Celles-ci sont peu congestionnées. La trachée est presque complètement remplie par de la mousse.

Du côté gauche, on trouve tous les restes d'une vieille pleurésie avec fausses membranes fibreuses aréolaires abondantes.

Le poumon est dur, ratatiné, appliqué contre la poitrine, avec des adhérences de tous côtés, et le sommet est presque entièrement fibreux, noir foncé avec des points crétacés.

Les bronches sont en partie également obstruées par de la mousse, mais les plus volumineuses seulement. Ce poumon, du reste, respire fort peu, car son volume est beaucoup diminué, il est en partie fibreux et surnage à peine dans l'eau.

On ne peut faire l'insufflation pulmonaire à cause de l'abondance du liquide qui remplit la trachée et surtout les bronches du côté droit.

Le cœur ne présente aucune lésion appréciable, non plus que les gros vaisseaux. L'artère pulmonaire ne contient aucun caillot. Le rein, le foie, le cœur et le poumon examinés avec soin paraissent complètement sains.

Ici aucune lésion du cœur, pas de perforation traumatique ni spontanée du poumon ; les bronches sont cependant peu congestionnées, mais elles sont remplies de liquide: le poumon droit est œdématié et peu aéré;

le poumon gauche, malade autrefois, ne pouvait pas remplir efficacement son rôle : c'est un cas à rapprocher des obs. IV et V; seulement ici il y a eu expectoration, mais incomplète, puisque les voies aériennes des deux côtés ont été trouvées remplies par une sorte de mousse; il y a eu asphyxie parce que l'air n'a pu franchir cet obstacle; la cause première de la mort a été la même que dans les cas précédents, quoique le mécanisme de la mort elle-même ait été un peu différent; il y a eu asphyxie par cause mécanique, et M. Gombault n'a pas hésité à rapporter la production du liquide à une congestion brusque et intense du poumon.

Obs. VII. — Rhumatisme articulaire aigu. Épanchement pleurétique à gauche, puis à droite. Thoracentèse. Mort presque instantanée. (*Gaz. des hôp.*, 1849; recueillie par M. Raiffer, interne du service.)

E. R..., 25 ans, entre à la Clinique médicale le 5 janvier, pour se faire traiter d'un rhumatisme articulaire aigu généralisé. Quelques jours après elle se plaint d'une douleur au côté gauche de la poitrine et de difficulté de la respiration. A l'examen, on ne trouve rien au cœur, on ne constate qu'une pleurodynie, qui ne tarde pas à disparaître, et une bronchite légère, affection qui, d'après M. Louis, accompagne souvent le début du rhumatisme articulaire aigu. Vers le 15 janvier, le point de côté et la gêne de la respiration reparurent, mais bien plus intenses que lors de leur première manifestation. Matité dans les 4/5 inférieurs de la poitrine; à gauche, absence du murmure vésiculaire, si ce n'est tout à fait au sommet du poumon : absence de vibrations thoraciques, égophonie, bronchophonie, souffle bronchique.

M. Girard diagnostique un épanchement pleurétique et prescrit un traitement énergique qui n'amène aucune amélioration sensible, et dans la matinée du 2 février, tout était à l'état constaté la veille; l'épanchement allait en augmentant, la mensuration accusait une différence de 3 centimètres et demi entre les deux côtés de la poitrine. Le 4 février, la gêne de la respiration était extrême, il y avait menace d'asphyxie, un épanchement avait eu lieu dans la plèvre droite. Vu le peu de succès du traitement et l'imminence du danger qui était résulté de l'obstacle apporté au fonctionnement de l'organe respiratoire, M. Girard se décida à pratiquer la thoracentèse.

La ponction faite au tiers moyen du septième espace intercostal gauche, avec un trocart dont la canule avait été munie d'un tube de baudruche, donna issue à un litre de liquide citrin limpide, en tout semblable à celui de l'hydrocèle.

La malade se sentait soulagée; le murmure vésiculaire s'entendait dans un espace de moins en moins restreint, à mesure que la plèvre se vidait. Elle manifesta un grand contentement, dit qu'elle était guérie, et demanda à manger; mais sa joie devait être de courte durée. Dix minutes environ après l'opération, la pauvre femme fut prise de suffocation, puis elle rendit par la bouche une écume abondante blanchâtre : elle était morte.

Autopsie faite vingt-quatre heures après la mort. A l'ouverture de la poitrine, issue de sérosité citrine semblable à celle qu'avait fournie la thoracentèse. Les deux cavités pleurales en contiennent à peu près la même quantité, environ un demi-litre; ce liquide ne contient en suspension ni fausses membranes, ni concrétions albumino-fibrineuses. Le poumon droit semble ratatiné; crépitation normale; la plèvre qui entoure ce poumon est unie par quelques brides molles aux plèvres costale et diaphragmatique. Le poumon gauche est d'un moindre volume que celui du côté droit; il est refoulé en haut, et son extrémité inférieure est à 4 centimètres au-dessus de la plaie de la ponction, quelques adhérences l'unissent avec les plèvres diaphragmatique et médiastine postérieure; aucune liaison avec la plèvre costale.

Les deux tiers supérieurs du poumon droit ne présentent rien de remarquable; le tiers inférieur est, à l'intérieur, couleur lie de vin. La plèvre qui le recouvre est un peu épaissie, la plus grande partie de cette portion de l'organe ne surnage pas quand on la met dans l'eau.

Le tissu cellulaire du médiastin antérieur est épaissi, comme lardacé. Ces plèvres médiastines antérieures adhèrent aux plèvres viscérales.

Aucune lamelle du poumon ne peut être séparée du péricarde. Les plèvres costales sont légèrement obscurcies par une très-mince couche de matière albumineuse. En quelques points, cette couche est un peu épaisse ; infiltration du tissu cellulaire sous-séreux.

Le poumon gauche, plus dense, est atteint d'atélectasie ; cette augmentation de densité provenait du manque d'air , lequel avait été expulsé par la pression continue et graduelle du liquide de l'épanchement.

M. Raiffer ajoute :

« Reste à expliquer cette mort presque instantanée. Est-elle une conséquence de l'opération ? Rien ne le prouve, je ne le crois pas. Pour l'expliquer ferait-on intervenir un déplacement brusque de l'organe, une syncope comme cela arrive parfois dans la paracentèse ? on ne réussirait pas mieux. Invoquerait-on la difficulté qu'éprouvait l'hématose, et par suite une asphyxie lente ?

« Il est certaines morts que l'on ne peut expliquer, et celle-ci est du nombre ; ne sait-on pas, d'ailleurs, que des gens affectés d'épanchements pleurétiques, qui ne faisaient nullement présager une fin prochaine, sont tombés pendant qu'on les auscultait ? »

La mort a dû survenir ici comme dans le cas précédent, pour nous ; on peut croire qu'une congestion pulmonaire rapide et considérable a amené la mort;

et la pleurésie droite n'a pas permis au poumon de ce côté de venir efficacement en aide au poumon gauche, dont la séreuse était enflammée ; aussi, comme le dit fort bien M. Terrillon, le liquide contenu dans les bronches du côté opposé ne trouve.plus, à son passage dans la trachée, un courant d'air assez énergique fourni par le poumon du côté opposé pour être expulsé assez rapidement ; les ramifications bronchiques à droite et à gauche se remplissent de sérosité, et l'asphyxie survient par cause mécanique ; tandis que si le poumon du côté opposé est sain, le liquide est expulsé à mesure qu'il pénètre dans la trachée.

Obs. VIII. — Épanchement pleurétique. Ponction aspiratrice. Mort. (Publié par M. le Dr Ernest Legendre, de Bléneau (Yonne), *Gaz. des hôp.* du 30 janvier 1875.)

Un chef de culture, d'une vaste exploitation agricole, vint consulter M. le Dr Legendre pour une douleur à l'épigastre, augmentant sensiblement après les repas et à la pression. Il toussait fréquemment, surtout la nuit, et avait une dyspnée très-appréciable ; il avait peu de fièvre et n'avait pas interrompu ses travaux ; l'appétit était diminué, mais les digestions se faisaient facilement. L'examen de la poitrine fit reconnaître un épanchement considérable du côté gauche, épanchement survenu d'emblée une quinzaine de jours auparavant, à la suite d'un refroidissement ressenti par le malade étant en sueur.

L'administration, à plusieurs reprises, de vomitifs et l'application successive de plusieurs larges vésicatoires, n'amenèrent aucune amélioration ; la digitale, associée au calomel et à la scille, et aidée par les badigeonnages avec la teinture d'iode, n'eut pas plus de succès. Après un état stationnaire durant depuis plus de huit jours, l'épanchement finit par envahir la totalité du côté, et la dyspnée allant toujours croissant, M. Legendre proposa la thoracentèse, expliquant à la famille que cette opération soulagerait rapidement le malade, sans lui faire courir aucun danger. La proposition étant acceptée, il introduisit l'aiguille n° 2 de l'aspirateur Dieulafoy entre le septième et le huitième espace intercostal, au lieu d'élection, et à l'aide de l'aspirateur, sans qu'il se fût introduit une seule bulle d'air dans la plèvre, il retira de cette cavité au moins trois litres d'un liquide fortement rosé et trouble. L'opération dura bien une demi-heure. Le malade se sentait notablement soulagé; quelques quintes de toux survinrent pendant l'opération, comme cela arrive d'habitude ; la sonorité avait reparu dans toute la poitrine ; on fit coucher le malade pour le reposer, et on lui fit prendre quelques cuillerées de bon vin. Quelques instants après, le malade dit qu'il se sentait mal à l'aise, la dyspnée se produisit de nouveau et augmenta avec rapidité; de l'écume bronchique épaisse, peu aérée, obstruant la trachée, arrivait à pleine bouche ; le visage et les mains se cyanosaient, le pouls faiblissait. M. Legendre se proposait de lui administrer en toute hâte de la poudre d'ipéca, mais il n'en eut pas le temps ; en moins de cinq minutes, le malade succombait asphyxié. Pas d'autopsie.

Il est fâcheux que M. Legendre n'ait pas dit pendant combien de temps le malade avait toussé, et s'il avait expectoré pendant l'opération. Ici encore l'absence d'autopsie est très-regrettable. La mort doit-elle être attribuée à une perte de mobilité du diaphragme, ou à la compression du poumon par des fausses membranes le refoulant dans un point et l'empêchant de se déplisser, ainsi que l'a pensé le médecin ? C'est peu probable, car il nous semble qu'en quinze jours des désordres aussi considérables ne peuvent pas survenir, à moins d'un état aigu bien plus prononcé que chez ce malade. Il semble que la troisième hypothèse de M. Legendre soit plus exacte, et qu'il y ait eu là une hypersécrétion bronchique analogue à celle qui eut lieu chez le malade de M. le professeur Béhier ; il y aurait eu là une asphyxie par œdème aigu du poumon, résultat d'une congestion pulmonaire intense et rapide.

OBS. IX. — Pleurésie aiguë droite. Gangrène du poumon. Thoracentèse. Mort subite. (Communication faite par M. le Dʳ Besnier à la Société médicale des hôpitaux, le 25 juin 1875.)

Mᵐᵉ D..., âgée de 43 ans, grande et chargée d'embonpoint, présenta, dans les premiers jours du mois de juin 1875, sans autre cause appréciable connue, qu'une disposition rhumatismale, une très-violente douleur à la base du thorax du côté droit, avec fièvre et sans expectoration ; dès le début, on remarqua une altération de la physionomie très-frappante, et un caractère très-prononcé de gravité de l'état général. M. le Dʳ Matry, médecin ordinaire de la malade, combattit énergiquement cette affection, dès le début, par les moyens les plus judicieux : émissions sanguines locales, opium, digitale, etc. ; puis, obligé de s'absenter, il chargea son honorable confrère, M. le Dʳ Dupouy, de visiter la malade, en lui déclarant que, malgré l'absence de phénomènes locaux bien accentués, son impression générale sur l'état de cette malade était mauvaise, et lui inspirait peu de confiance dans l'issue de cette affection, qui lui semblait présenter d'emblée un caractère particulier de malignité. La suite de l'observation montrera combien étaient justes les pressentiments du praticien.

Le 9. M. Dupouy constate, pour la première fois, les signes manifestes d'un épanchement pleurétique à droite : matité, égophonie, etc. ; et prescrit l'application d'un vésicatoire, la digitale, les diurétiques.

Le 11. Amélioration manifeste, mais assez grande faiblesse. Préparations de quinquina.

Le 14. MM. Matry et Dupouy constatent que le niveau de l'épanchement s'est élevé ; le souffle s'entend jusqu'au sommet en arrière ; un peu de toux et d'expectoration spumeuse blanche ;

redoublements fébriles qui donnent lieu à l'indication du sulfate de quinine.

Du 14 au 18, même état ; la dyspnée devient prononcée.

Le 19. MM. Dupouy et Matry m'appellent auprès de la malade pour examiner avec eux les conditions particulières et la forme insolite des accidents généraux, qu'ils ne trouvent pas être ceux de la pleurésie franche ; je constate, avec mes honorables confrères, les signes très-manifestes d'un épanchement pleurétique aigu, abondant, arrivé au seizième ou dix-septième jour ; la dyspnée est manifeste, mais non excessive ; il n'y a pas de lésion cardiaque appréciable ; le bruit respiratoire est fort et normal dans toute l'étendue du poumon gauche, sauf à la base où il y a quelques rares rhonchus sous-crépitants fins. L'état général est assez mauvais ; pouls à 110 ; faiblesse assez grande ; mais, cependant, au moment de mon examen, rien qui soit notablement plus marqué que ce que nous voyons chaque jour dans des épanchements pleurétiques très-abondants, que la thoracentèse conduit communément et vite à la guérison.

C'est surtout en raison du mode du début : douleur excessivement violente, et aspect général de danger immédiat, qui avait frappé si justement l'attention du médecin ordinaire de la malade, M. Matry, de l'oppression des forces, qui avait nécessité rapidement l'emploi du quinquina, en raison aussi des paroxysmes fébriles, qui avaient indiqué l'usage du sulfate de quinine, que nous faisions des réserves sur la nature du liquide que nous supposions pouvoir être purulent, et sur l'issue définitive de la maladie. Mais la vie de la malade ne semblait pas immédiatement menacée, et en l'absence de tout indice de pneumonie et d'expectoration fétide, l'idée de pleurésie gangréneuse n'a pas même été agitée dans notre conférence. Mais nous demeurâmes tous les trois convaincus, bien que les moyens de diagnostic classique fussent insuffisants à le démontrer absolument, qu'il ne s'agissait pas là d'une pleurésie franche à évolution favorable ; et nous nous résignâmes à observer encore la malade avec plus d'attention, tout en continuant une ou deux fois vingt-quatre heures l'emploi des moyens médicaux. Tou-

tefois la famille fut prévenue que la nécessité de la thoracentèse était imminente, et je pris avec M. Dupouy les dispositions
nécessaires pour la pratiquer aussitôt que son indication de-
viendrait définitive, ou même s'il n'y avait pas d'amendement
obtenu.

La journée du lendemain, 20 juin, est mauvaise ; le moral de
la malade subit une altération prononcée ; la dyspnée augmente,
et aucun amendement n'est produit par l'application d'un second vésicatoire.

Le 21. La thoracentèse est décidée et mise à exécution séance
tenante. Quelque anxiété que j'eusse sur le résultat définitif de
la maladie, eu égard à la nature supposée du liquide, et la gravité de l'état général, je ne pouvais prévoir ce qui allait se produire ; j'étais convaincu que la soustraction du liquide allait,
au moins parer aux accidents immédiats et amener un soulagement prochain que j'étais heureux d'annoncer à la malade et
aux assistants. Je croyais n'avoir rien laissé à l'imprévu, et
tout était réglé presque avec un luxe de précaution ; le trocart
choisi était du plus petit calibre, et je ne devais laisser écouler
le liquide qu'avec lenteur ; je m'assurai que la respiration se
faisait bien dans le poumon du côté sain, que les fonctions du
cœur étaient régulières, bien qu'elles eussent présenté, la veille,
quelques perturbations marquées par des intermittences pas-
sagères. J'avais fait renouveler l'air de la chambre et tenir ouverte la fenêtre de la pièce voisine, pour assurer la quantité de
l'air respirable ; une boisson cordiale chaude était préparée et
sous la main.

Le moment venu, la malade s'approche elle-même du bord
du lit pour être mieux à notre portée, et nous la laissons presque complètement assise, soutenue par deux oreillers et le bras
maintenu par un aide ; elle accuse une assez vive sensibilité à
la pression du doigt indicateur gauche qui cherche l'espace intercostal à travers une paroi adipeuse très-épaisse ; mais elle ne
fait aucune plainte au moment de la pénétration du trocart
n° 2 de l'appareil Mathieu ; le liquide n'apparaît qu'au bout de
quelques secondes et après désobstruction de la canule ; mais

il s'écoule alors facilement du pus sanieux d'une horrible fétidité.

Quelques minutes se sont passées depuis la ponction ; 300 à 400 grammes de liquide, à peine, ont pénétré dans le flacon récepteur, lorsque notre attention, concentrée d'abord sur les détails de l'opération et sur le fait de l'aspiration d'un liquide dont la nature éveille nos plus vives préoccupations, se reporte sur la malade, dont le calme et l'immobilité nous étonnent ; elle n'a pas quitté la position dans laquelle elle vient de se placer elle-même il n'y a qu'un moment; les yeux sont ouverts, mais la face est horriblement pâle ; elle ne fait aucun mouvement respiratoire ; il n'y a plus de pouls ni de battements cardiaques. Des flagellations énergiques pratiquées avec des serviettes trempées dans l'eau froide restent sans aucun effet ; deux ou trois très-faibles inspirations à long intervalle ; un peu d'écume sur les lèvres ; la mort est pour nous indubitable et irrémissible, et c'est en vain que nous continuâmes avec M. le Dr Dupouy toutes les tentatives possibles : déclivité de la tête, application du marteau de Mayor, etc. Mais il fallut, à la fin, déclarer à la famille consternée, mais espérant toujours, que tout était perdu.

Il n'y a eu ici ni asphyxie, ni agonie. M. Besnier se demande s'il y a eu simple coïncidence entre la ponction et la syncope ? il n'en est pas sûr ; il croit que quelquefois la douleur produite par la ponction suffit pour amener un arrêt du cœur, qui peut devenir définitif dans diverses conditions chez les sujets très-déprimés ou très-affaiblis, après de longues maladies, dans les pleurésies, la phthisie, la fièvre typhoïde ; dans ces cas il croit que la moindre cause morale ou la plus légère douleur est capable d'amener un arrêt du cœur et même une syncope mortelle sans aucune altération des fibres musculaires du cœur ; la douleur de la ponction est en effet assez vive sur le moment, et les malades, même courageux, ne peuvent retenir un cri. Les physiologistes obtiennent cet arrêt du cœur chez les animaux en les mettant dans les mêmes conditions de dépression ; c'est ainsi que Cl. Bernard a vu ces mouvements s'éteindre tout à fait chez les animaux affaiblis et reprendre chez les animaux vigoureux ; que Chossat a tué des tourterelles privées pendant quelque temps de nourriture en leur pinçant simplement la patte ; que Tarchanoff arrêtait le cœur d'une grenouille en touchant l'intestin enflammé. Or, dans une thoracocentèse, il y a irritation d'une région déjà douloureuse ; et dans quelques cas d'affaiblissement nerveux il a pu y avoir arrêt définitif du cœur avec ou sans lésion antérieure de l'organe. Dans le cas présent, cependant, aucune lésion cardiaque n'avait été reconnue, mais la malade avait une disposition rhumatismale. La faiblesse générale suffirait-elle ici pour expliquer et justifier l'arrêt du cœur ? Peut-être, car on avait affaire à une pleurésie derrière laquelle se cachait une lésion grave du poumon, difficile à diagnostiquer, qui ne s'accompagnait d'aucun symptôme caractéristique. C'est aussi l'avis de M. Bucquoy, qui engage à chercher dans la nature gangréneuse de la maladie les conditions spéciales et exceptionnelles qui ont pu déterminer la mort. La malade n'avait pas eu d'expectoration fétide, mais Aran avait déjà noté que cette fétidité peut survenir tardivement. C'est après qu'un liquide à odeur fétide eut été évacué par la ponction que M. Besnier songea à la pleurésie gangréneuse ; la douleur excessivement violente du

point de côté et l'état général avaient déjà fait craindre
aux médecins que la pleurésie ne fût pas simple.
M. Barth avait signalé autrefois cette douleur comme
signe probable, mais non absolu, de la pleurésie gangréneuse. Selon nous, la crainte de la piqûre comme
cause d'arrêt du cœur doit être écartée, de même que
la douleur de cette piqûre ; on sait qu'elles peuvent être
une cause d'arrêt du cœur chez les personnes très-pu-
sillanimes ; des syncopes de ce genre ont été signalées ;
mais ici la malade s'était assise d'elle-même au bord
de son lit ; la station presque assise, même avec des
oreillers comme moyen de soutien, station que la malade avait adoptée pendant l'opération, peut être soup-
çonnée avec plus d'exactitude ; cette position prédis-
pose, on le sait, à la syncope ; il eût sans doute mieux
valu qu'elle gardât la position horizontale ; nous ne
voulons pas accuser ici la prévoyance des médecins,
qui avaient pris les plus minutieuses précautions ;
malgré ce dernier soin, en effet, le funeste accident
qui a terminé l'opération aurait peut-être eu lieu.

Pour nous, la mort est survenue par syncope ; mais
quelle a été la cause de celle-ci ? L'anémie cérébrale,
peut-être ; la malade, très-fatiguée, couchée horizon-
talement depuis quelque temps, prend subitement la
position assise et meurt quand on a extrait de sa poitrine 300 ou 400 grammes de liquide. On peut plus
exactement penser à l'existence d'un caillot ; mais, en
tout cas, c'est l'état général qui nous paraît avoir causé
la mort, et non la ponction ; nous disons même que,
si on n'avait pas fait la ponction, la mort serait sans

doute survenue de même. subitement, au moindre mouvement.

Doit-on regretter, avec M. Besnier, que la thoracentèse n'ait pas été faite plus tôt ? Il faudrait pour cela connaître la cause exacte de la mort, et la discussion ne s'appuie ici que sur des probabilités, l'autopsie n'ayant pu avoir lieu.

Obs. X. — Pleurésie d'origine traumatique. Thoracentèse avec l'appareil aspirateur. Mort rapide. (Communiquée à la Société médicale des hôpitaux, le 23 juillet 1875, par M. le Dr Legroux, agrégé de la Faculté.)

Un homme de 52 ans, grand et bien musclé, est envoyé de la Roquette, où il était détenu depuis plusieurs mois, à l'infirmerie centrale, le 3 juillet 1875. La feuille de transfèrement porte le diagnostic de pleurésie, sans autre explication. Ce malade est placé au lit n° 24, où je le vois le lendemain 4 juillet, vers 10 heures.

Je le trouve assis sur son lit, en proie à une dyspnée intense, la face pâle et un peu bleuâtre, les mains un peu cyanosées. C'est à peine si cet homme peut répondre aux questions ; entre chaque mot, il est obligé de s'arrêter pour respirer.

MM. Leroux et de Fourcault, internes du service, avaient pu obtenir la veille les quelques renseignements que voici :

En mai, cet homme, ayant glissé dans la cuisine de la prison où il travaillait, tomba sur le bord d'une grande marmite, et se fit une très-douloureuse contusion du côté gauche de la poitrine. On ne constata pas alors d'autres signes que ceux de la contusion ; aucune trace de fracture des côtes. Après un séjour de deux semaines à l'infirmerie de la Roquette, ce détenu reprit le travail pendant quinze jours, au bout desquels il fut pris d'un frisson violent, d'un point de côté, et d'une toux très-douloureuse. Il dit qu'il sentit alors des craquements dans le côté ; cela se passait vers les premiers jours de juin. On re-

connut l'existence d'une pleurésie gauche, pour laquelle on
employa le traitement révulsif habituel (vésicatoires, purga-
tifs), mais cela sans succès, car l'épanchement augmenta,
l'oppression devint de plus en plus intense. On l'envoya alors
à l'Infirmerie centrale. L'examen de la poitrine du sujet nous
démontre l'existence d'un vaste épanchement dans la plèvre
gauche : ampliation totale du côté, voussûre considérable sous-
claviculaire, effacement des espaces intercostaux, matité absolue à la percussion de haut en bas, en avant et en arrière ;
cependant persistance, dans certains moments, des vibrations
thoraciques à la palpation en arrière et sur la partie latérale,
fait qui nous étonna d'abord, mais que l'autopsie devait se
charger d'expliquer ; souffle intense au niveau du hile pulmonaire ; absence de respiration dans le reste de la poitrine ; égophonie très-accentuée. Le cœur était refoulé de plus de 5 centimètres, la pointe battait au niveau du bord gauche du sternum, et l'épigastre était soulevé et abaissé à chaque révolution
du cœur. Aucun souffle n'accompagne les bruits normaux, qui
semblent un peu étouffés. La respiration à droite est puérile.
Le pouls est rapide, petit, dépressible. Le malade est presque
toujours assis sur son lit ; quand il prend la position horizontale, il est couché sur le côté gauche, mais il est bientôt trop
oppressé et reprend la position assise. En dehors de l'appareil
cardio-pulmonaire, rien à noter de particulier dans les autres
organes ou pour les autres fonctions. En considérant l'abondance excessive de l'épanchement, l'intensité de la dyspnée,
la cyanose commençante, le déplacement considérable du
cœur, je pensai de suite à pratiquer la thoracentèse ; cependant
je voulus observer un peu plus le malade et voir d'abord si, par
un traitement médical, j'obtiendrais un amendement quelcon-
que. Prescription : Digitale en infusion et 25 grammes d'eau-
de-vie allemande. Un immense vésicatoire avait été appliqué
quelques jours avant, en arrière, et il n'était pas encore guéri ;
la purgation causa d'abord quelques vomissements, puis
cinq ou six garde-robes abondantes. Après ces évacuations, le
malade se sentit soulagé et respira un peu mieux. La nuit fut

meilleure, quoique très-anxieuse ; le sommeil était interrompu par la dyspnée, et le malade était fréquemment obligé de s'asseoir sur son lit.

5 juillet. — Mêmes symptômes que la veille ; l'épanchement n'avait pas sensiblement diminué ; le cœur n'avait pas changé de place ; le malade était toutefois moins haletant que la veille, et je me décidai à pratiquer l'opération de la thoracentèse avec l'appareil Potain. Le malade, en aucune façon effrayé des préparatifs de l'opération, et confiant dans le soulagement qu'on lui promettait, s'approcha du bord du lit, et se tint assis, le bras gauche relevé en haut et en avant, soutenu par un infirmier. J'enfonçai le trocart n° 2 sans déterminer de vive douleur, et très-facilement, dans le septième espace intercostal, dans la ligne axillaire, et aussitôt la tige enlevée, un liquide citrin, un peu trouble, légèrement rosé, se précipita dans le flacon récepteur. La canule était évidemment dans une vaste collection de liquide, car elle pouvait osciller en tous sens sans rencontrer d'obstacles, et elle était enfoncée de 6 centimètres environ dans la poitrine. Vers la fin de l'opération, et alors que j'avais déjà obtenu près de 1,800 grammes de liquide, je dus retirer un peu la canule, en raison de frottements nettement perçus à son extrémité ; le liquide coulait toujours facilement ; enfin dès que le malade commença à avoir la toux, qui indique le développement du poumon décomprimé, dès que la sonorité de la poitrine eut remplacé la matité dans les parties supérieures du thorax, je retirai l'instrument. J'avais obtenu 2,000 grammes de liquide jaune, rosé, fibrineux, et qui s'est rapidement coagulé. Il était alors 11 heures du matin. Après l'opération, le malade continua à tousser modérément, quoique incessamment pendant un quart d'heure ; il rendit devant moi un crachat écumeux, blanc, rosé. Deux autres crachats semblables furent expulsés quelques instants après. Là se borna l'expectoration. Le malade, au bout d'un quart d'heure, cessant de tousser, commença à causer avec son voisin, et lui fit part du soulagement qu'il éprouvait ; il était assis sur son lit. La respiration était revenue dans les deux tiers supérieurs

du poumon gauche ; le cœur avait repris sa place, pas de troubles circulatoires autres que des battements un peu précipités du cœur. Trois quarts d'heure après l'opération, alors que le malade venait de demander à boire, il dit tout à coup : « Ah ! je me sens faible ! » Il renversa sa tête sur les oreillers, fit deux ou trois mouvements latéraux des bras, la face pâlit et il cessa de bouger : on se précipita vers lui ; on le mit sur son séant, mais on vit de suite qu'il venait de succomber.

Autopsie faite quarante heures après la mort, elle ne fournit aucune explication. Dans la plèvre, on retrouva encore deux litres de sérosité ; la plèvre était couverte sur toute sa surface de fausses membranes plus ou moins épaisses, fibrineuses, peu résistantes, disposées en aréoles ou grains de semoule sur un fond rouge vif, inflammatoire. Le poumon, sain et non gangrené, était rétracté vers la colonne vertébrale, gros comme le poing d'un homme robuste ; il adhérait aux cinquième, sixième et septième côtes par deux longues languettes de parenchyme pulmonaire, qui partaient de l'angle antérieur et inférieur de chaque côte ; au niveau de ces adhérences existaient trois fractures déjà anciennes datant de deux mois, sans déplacement des fragments osseux ; c'est à la triple fracture de côtes que cet homme devait sa pleurésie, et c'est en raison de l'adhérence du tissu pulmonaire en ces points que les vibrations thoraciques étaient en partie conservées. Le poumon droit, un peu congestionné, avec adhérences filamenteuses entre les espaces interlobaires. était exempt de tubercules. Le péricarde contenait un verre de sérosité. Le cœur, un peu déplacé vers la droite, était sain ; les cavités étaient absolument vides de caillots ; les valvules, un peu épaissies sur leurs bords, ne présentaient pas de végétations. Les vaisseaux pulmonaires, dans l'un ou l'autre poumon, poursuivis avec soin, n'étaient nullement obstrués. Les méninges étaient saines et pâles ; le cerveau, ramolli par la putréfaction, était plutôt pâle que congestionné ; ses vaisseaux, parfaitement libres, n'étaient pas athéromateux ; le quatrième ventricule seul me parut un peu congestionné, et avait cet aspect ardoisé avec développement

variqueux des vaisseaux superficiels signalé chez quelques dia-
bétiques, mais chez notre homme les urines ne contenaient ni
sucre ni albumine.

L'autopsie ne donne ici aucun renseignement qui
éclaire sur la cause de la mort : pas d'obstruction des
vaisseaux pulmonaires ou cérébraux, pas de congestion pulmonaire suffisante, pas d'écume bronchique,
pas de dégénérescence du cœur ni d'altérations valvu-
laires avancées; les cavités droites étaient vides de
sang et le cœur avait perdu sa rigidité. Recherchant
le mécanisme de la mort dans ce cas, M. Legroux repousse la douleur de la ponction et l'impression morale; il ne sait s'il y a eu syncope, mais il en ignore
en tout cas la cause; il repousse également la congestion pulmonaire, l'obstruction des bronches par l'écume
bronchique, et l'arrêt subit de la circulation pulmonaire. Pour M. Legroux et M. Strauss, la mort s'expli-
querait de la manière suivante : « Si on soustrait rapidement d'une cavité viscérale une masse considérable
de liquides ou de solides, le sang qui circule dans les
vaisseaux tend à venir combler le vide en se précipi-
tant vers la cavité ainsi débarrassée; cet afflux se fait
aux dépens des autres départements vasculaires et des
anémies partielles se produisent, l'anémie cérébrale
en particulier, qui conduit facilement à la syncope; on
voit celle-ci se produire quelquefois à la suite des ac-
couchements trop précipités, ou à la suite de paracentèse abdominale pour des ascites ou des tumeurs kys-
tiques considérables; ayant reconnu cette fâcheuse
disposition, on a eu soin de recommander de faire

une compression modérée de l'abdomen pour éviter cette tendance au vide. Pour la poitrine, on ne peut agir ainsi; en réfléchissant aux effets d'une décompression trop rapide sur le poumon, on comprend qu'il puisse y avoir anémie cérébrale et même syncope mortelle. Supposons qu'un individu, atteint d'une pleurésie depuis un certain temps, possède dans ses canaux sanguins une masse de sang de cinq litres, par exemple; lorsque, par l'opération, on a retiré deux litres de liquide et que le poumon revient à sa place, voici un espace de 1000 à 1500 centimètres cubes qui devra être comblé par le sang pénétrant dans les vaisseaux pulmonaires. Pour peu que le malade soit dans un état adynamique ou hypoglobulique, ses organes, autres que le poumon décomprimé, se trouveront tout à coup privés d'une quantité de sang proportionnelle à leur masse et proportionnelle à la quantité de sang qui aura dû remplacer une partie du liquide extrait de la plèvre; ils se trouveront dans un état analogue à celui qu'engendrerait une saignée assez abondante et où la syncope surviendrait rapidement. » M. Legroux admet que, dans ce cas, la mort est survenue par ce mécanisme; il reproche ensuite aux appareils aspirateurs de vider trop rapidement la plèvre, de faire un vide trop soudain dans cette cavité que le poumon, l'air et le sang doivent combler; il craint que l'aspiration dans une plèvre congestionnée et vascularisée ne fasse pleuvoir à la surface de la séreuse une masse de sérosité incessante, dont le sang se trouvera tout à coup appauvri.

Telle est l'explication, donnée par Legroux, du

mécanisme de cette mort, explication qui fut repoussée énergiquement par M. Desnos dans son rapport. M. Desnos admet bien que, quand on retire d'une cavité viscérale une certaine quantité de liquide qui y est collecté, le sang qui circule dans les vaisseaux tend à remplir le vide qui se produit dans la cavité, qu'il y a là un afflux de sang qui peut donner lieu à une anémie partielle et même à une syncope qui peut être mortelle ; mais, tout en trouvant la théorie de M. Legroux ingénieuse, il ne croit pas que telle soit l'explication à admettre dans ce cas. Il faudrait en effet, d'après le savant rapporteur, admettre que le poumon puisse se dilater complètement, et, de plus, il lui semble que M. Legroux a accordé une proportion un peu faible à l'air qui vient avec le sang remplir le poumon, et qu'il n'a pas assez tenu compte du retrait des parois thoraciques et du retour du cœur dans sa situation normale ; enfin de la place que le diaphragme et les viscères abdominaux tendent à occuper à mesure que le vide se fait. M. Desnos insiste sur ce fait, que l'autopsie a fait voir que la plèvre, couverte de fausses membranes plus ou moins épaisses et aréolaires, contenait encore environ deux litres de sérosité, que le poumon sain et non gangréné était rétracté contre la colonne et n'avait que le volume du poing, enfin qu'il adhérait aux cinquième, sixième et septième côtes au niveau des fractures ; or le volume du poing ne répondrait guère qu'à un demi-litre de sang. Il n'admet pas que les deux litres de sérosité trouvés dans la plèvre au moment de l'autopsie se soient reproduits depuis la fin de l'évacuation (d'après

la théorie d'une pluie abondante de sérosité); le poumon, retenu par les adhérences, n'a pas pu se dilater
ni recevoir une grande quantité de sang capable d'a-
mener une syncope ; une certaine quantité de liquide,
peut-être même les deux litres, a été certainement
laissée dans la plèvre parce que le malade s'était mis
à tousser, pratique dont M. Desnos ne semble guère
partisan ; enfin l'autopsie indique que le quatrième
ventricule parut congestionné, dernier argument
contre la syncope par anémie cérébrale. Il ne faut pas
plus songer à une syncope causée par le déplacement
du cœur.

M. Desnos croit qu'ici la mort subite est survenue
par une congestion pulmonaire du côté sain ; cette congestion, dont la rudesse du bruit respiratoire, notée
pendant la vie, était déjà un indice, existait même
peut-être avant l'opération, et aurait suffi pour causer
la mort, le poumon gauche ne fonctionnant plus. Pour
lui, la thoracocentèse faite chez ce malade presque expi-
rant ne doit pas être accusée d'avoir causé la mort, elle
n'a pas pu la conjurer. Jusqu'ici, nous nous trouvons
discuter des points théoriques dont le rapporteur fe-
rait peut-être bon marché, mais M. Legroux lui a porté,
involontairement sans doute, un coup auquel il semble
fort sensible en accusant comme trop expéditif le procédé des ponctions capillaires aspiratrices. Nous avons
vu que M. Legroux admettait que la congestion de la
plèvre et du poumon, due à une évacuation trop rapide de l'épanchement, pouvait faire pleuvoir à la surface de la plèvre congestionnée et vascularisée un
afflux incessant de sérosité, d'où appauvrissement du

sang et anémie cérébrale. Pour M. Desnos, il y a un lien entre la théorie de cette pluie séreuse à la surface de la plèvre par congestion consécutive à une évacuation trop prompte, et celle de l'expectoration albumineuse ; celle-ci ne serait que le sérum du sang s'échappant après l'opération, lors d'une congestion intense, à travers les parois des capillaires et des alvéoles du poumon, en entraînant les cellules épithéliales ; de même qu'au début de la néphrite et de la congestion passive du rein le sérum transsude, entraîne l'épithélium et constitue l'albuminurie ; dans la théorie de l'expectoration albumineuse, M. Desnos regarde que le poumon est intact ou seulement atélectasié, que les capillaires sont exsangues et sains, d'où leur facilité à se laisser distendre par le sérum et à permettre sa transsudation ; dans la théorie de la pluie séreuse à la surface de la plèvre, la séreuse étant enflammée et revêtue souvent de fausses membranes, les vaisseaux sont obstrués de globules blancs ou rouges, entourés de tissus infiltrés, de produits plastiques ; de là la difficulté ou l'impossibilité d'un afflux de sang ou de phénomènes d'osmose ; pour M. Desnos, la pluie séreuse est causée par les congestions pulmonaires, avec ou sans expectoration albumineuse, causées peut-être en partie par l'évacuation trop rapide de la plèvre ; mais il ne peut admettre à aucun prix que cette grande rapidité soit due à l'emploi des aiguilles aspiratrices ; les mêmes accidents arrivent, d'après lui, avec le trocart de Reybart.

Nous devons à l'extrême obligeance de M. le professeur Vallin (du Val-de-Grâce) l'observation sui-

vante qu'il a recueillie dans son service, à l'hôpital
de Batna (Algérie), et qu'il a gracieusement mise à
notre disposition.

Obs. XI (inédite). — Pleurésie ancienne. Thoracentèse. Mort rapide.
Autopsie.

Le 1er juillet 1873, M. le docteur Vallin fut consulté par le
nommé Pierre D..., âgé de 44 ans, colon, habitant une ferme
au voisinage de Batna (Algérie) ; cet homme avait l'habitus
d'un phthisique à la dernière période ; voici les renseignements
fournis par les parents qui l'amenèrent :

En 1862, cet homme, originaire de Belgique, et habitant
alors son pays, fut pris d'une maladie de poitrine qui dura
plusieurs mois, et pendant laquelle il perdit ses forces et son
embonpoint : le médecin qui le soignait aurait dit à la famille
qu'il était poitrinaire et qu'il devait aller vivre dans les pays
chauds, en Algérie, où il avait des parents établis. Le malade
vint en effet à Batna en 1863, et vécut depuis ce temps dans
une ferme où sa faiblesse habituelle et sa mauvaise santé ne
lui permettaient que des occupations sédentaires.

M. Vallin crut d'abord à une tuberculisation pulmonaire
très-avancée, et fut confirmé dans cette opinion en constatant
par une auscultation sommaire un souffle tubaire sous la clavicule droite, mais en causant avec le malade, certaines parti-
cularités éveillèrent son attention ; il l'examina de suite plus
complètement et constata l'état suivant : Ampliation considérable du côté droit du thorax ; le foie déborde l'hypochondre
de deux travers de doigt ; matité absolue de tout le côté remontant jusqu'à la clavicule en avant, jusqu'à l'épine de l'omoplate en arrière. Absence complète de vibrations. Silence
respiratoire dans toute la hauteur du poumon, excepté dans la
région sous-claviculaire et sus-épineuse où l'on entend un
souffle tubaire, quasi amphorique, avec pectoriloquie, et quelques râles cavernuleux. — A gauche, respiration puérile, mais

d'ailleurs normale. La pointe du cœur bat à 1 centimètre en dehors du mamelon.

L'oppression est habituellement très-forte, et l'examen l'a rendue très-pénible ; la toux est fréquente, mais l'expectoration, peu abondante, est plutôt muqueuse que purulente. Le malade a des sueurs nocturnes habituelles, l'anémie est extrême ; il n'a jamais eu d'hémoptysie, son état est resté presque station- naire depuis le commencement de cette maladie qui, il y a dix ans, avait débuté par un point de côté à droite.

Il parut dès lors à M. Vallin qu'un épanchement pleurétique très-ancien, probablement purulent, devait être la cause de tous ces désordres ; il décida le malade à entrer à l'hôpital de Batna, dont il était le médecin en chef, et il lui exposa la nécessité d'une opération qui n'avait rien de grave. Le malade n'entra à l'hôpital que le 10 juillet, et après lui avoir laissé le temps de s'habituer à son nouveau séjour, M. le docteur Vallin lui fit, le 16 juillet, à 9 heures du matin, une ponction avec un trocart garni de baudruche, au niveau du huitième espace intercostal. Il s'écoula trois litres environ d'un liquide crémeux, couleur de beurre frais, sans aucune odeur, d'une homogénéité parfaite. Vers la fin de l'écoulement survinrent des quintes de toux assez douloureuses : M. Vallin injecte alors à deux reprises environ un litre d'eau tiède légèrement alcoolisée dans le sac pleural, et après son évacuation complète, 250 grammes d'une solution faible de teinture d'iode, le tout se fit à l'abri de l'air ; quelques efforts de toux amenèrent bientôt l'issue de ce dernier liquide, et la canule fut retirée. L'incision de l'espace intercostal paraissait inévitable, mais avant d'y avoir recours, il avait semblé avantageux de faire d'abord une évacuation palliative, après laquelle le malade aurait repris quelque force.

Le liquide retiré de la plèvre avait beaucoup plus l'aspect d'une émulsion épaisse que de pus ; examiné au microscope, on n'y rencontrait que çà et là quelques globules pyoïdes, infiltrés de graisse et volumineux ; on trouvait une quantité

énorme de lamelles de cholestérine et de granulations grais-
seuses nageant dans le liquide.

L'opération fut très-bien supportée ; pas de fièvre le soir et
soulagement marqué. Le lendemain matin, à l'heure de la
visite, le malade était assis sur son lit, très-satisfait de l'opération de la veille, et ne ressentant aucune oppression. Le chef
de service le laissa causant avec une personne de sa famille,
quand, au bout d'une heure, on vint le chercher en toute hâte
dans une autre partie du service ; le malade, en faisant un
mouvement, avait subitement perdu connaissance ; deux minutes après, il était mort ; la face était pâle, il était, paraît-il,
tombé comme en syncope, il ne s'était pas débattu, mais était
mort sans avoir fait aucun mouvement.

Le 18 juillet, l'autopsie fut faite avec le plus grand soin,
par M. Vallin lui-même.

Thorax. — Kyste pleural énorme, contenant encore deux
litres de liquide purulent ; quelques adhérences des deux plèvres forment çà et là des diverticula qui, d'ailleurs, commu-
niquent largement entre eux. Le poumon est réduit à un moi-
gnon aplati, refoulé vers le rachis. Le cœur, incisé avec précaution, ne contenait que des caillots noirs, très-mous, mêlés
à un peu de sang liquide dans les cavités droites.

Le ventricule gauche ne contient que très-peu de liquide. Nulle
trace de caillots anciens ou moulés dans aucune des cavités.
Les vaisseaux pulmonaires du poumon droit sont incisés, au
moins à leur voisinage du cœur, et on n'y trouve que quelques
caillots noirâtres, à demi fluides. Le parenchyme de ce poumon est ferme, rougeâtre, a l'apparence splénique classique.
A gauche le poumon est à l'état normal ; aucune trace de tubercules, pas de congestion pulmonaire ; le parenchyme est
pâle, crépitant et ne contient qu'une faible quantité de sang ;
la plèvre gauche est saine.

Cerveau. — Les artères du cercle de Willis et les branches
de l'artère cérébrale moyenne sont incisées avec le plus grand
soin ; elles ne contiennent aucune trace de caillots ; le parenchyme cérébral a sa consistance et sa coloration normales.

Cette observation est intéressante à plus d'un titre ; mais nous n'avons à nous occuper que de la terminaison de la maladie. Quelle a été ici la cause de cette mort rapide ? On doit mettre hors de cause tout d'abord, d'après l'autopsie, le cerveau et les poumons. C'est donc au cœur qu'il faut attribuer l'accident : or ici il n'y avait pas d'oblitération par un caillot ; les caillots trouvés à l'autopsie se sont certainement formés *post mortem*, leurs caractères semblent l'indiquer ; une affection cardiaque ne peut être admise ; on doit rejeter la péricardite. Il ne reste donc que l'hypothèse d'une syncope, mais quelle serait sa cause ? Le lendemain de l'opération, alors que le malade se sentait soulagé et était satisfait, l'émotion ne peut avoir eu aucune influence. Ne serait-ce pas le cas d'admettre une syncope par action réflexe, analogue à celle dont M. le D\u02b3 Dieulafoy parle dans sa thèse, à propos de la mort subite dans la fièvre typhoïde ? C'est la supposition qui semble la plus raisonnable, quoiqu'elle soit encore douteuse et sujette à controverse.

En 1864, dans la discussion sur la thoracocentèse, M. le D\u02b3 Legroux père rapporta à la Société médicale des hôpitaux le fait d'un malade qu'il avait vu succomber immédiatement après la thoracocentèse à la suite d'une forte congestion, avec hémoptysie et apoplexie pulmonaire. Malheureusement l'observation ne se trouve pas dans les bulletins de la Société, et il est probable que M. le D\u02b3 Legroux n'a fait que mentionner le fait. Dans la Revue des Sciences médicales en France et à l'étranger (Journal d'Hayem t. II, en 1873), se trouve l'indication d'un fait publié par M. H. Farrington : pleurésie subaiguë , aspiration, mort par syncope (Philad. Med Times. novembre 1873).

Telles sont les seules indications que nous avons pu recueillir sur la mort subite ou rapide à la suite de la thoracocentèse. Ces données sont bien incomplètes ; dans plusieurs cas il n'y a pas eu d'auptosies ; dans d'autres, plusieurs renseignements importants manquent ; la discussion de ces observations ne jette donc qu'un jour insuffisant sur la question, puisqu'on a été plusieurs fois réduit à des hypothèses sur la cause de la mort. En résumé, dans tous ces cas, la thoracocentèse ne paraît pas avoir été la cause de la mort. Si nous laissons de côté les deux indications de M. Legroux père et de M. H. Farrington, nous trouvons six observations complètes avec autopsie à l'appui, qui nous permettent de juger assez exactement le mécanisme de la mort. Nous remarquerons que pour quatre d'entre elles, les auteurs admettent la congestion pulmonaire rapide et abondante ; le poumon du côté opposé à l'opération n'était pas complètement sain, soit qu'il portât des traces d'une lésion ancienne, soit qu'il fût malade depuis peu de temps. Dans ces observations, il y a eu congestion simple causée probablement par l'écoulement trop rapide du liquide et par le vide qui s'est fait trop complètement dans le thorax ; cette explication donnée par M. le docteur Béhier, lors de la communication qu'il a faite à la Société de Biologie, en 1873, avec M. Liouville, semble en effet la plus rationnelle et a été adoptée, depuis lors, pour la majorité des cas.

II

PATHOGÉNIE.

*Quelles sont les différentes causes qu'on peut invo-
quer pour expliquer la mort subite ou rapide après la
thoracocentèse?* Il peut selon nous y avoir plusieurs
causes, et on peut les partager en trois groupes : cœur,
cerveau, poumons.

1° *Cœur*. Les premières peuvent tenir à une lésion
plus ou moins ancienne de l'organe, à une syncope
ou à la présence de caillots dans le cœur ou la petite
circulation.

Dans les observations que nous avons entre les
mains, on n'a pas reconnu pendant la vie de lésions
cardiaques. Dans l'obs. II, cependant, on a trouvé à
l'autopsie une péricardite, qui n'est pas signalée dans
l'observation ; et il semble, comme nous croyons l'a-
voir démontré, que c'est la péricardite qui a enlevé le
malade. On sait que M. le docteur Goupil rapportait
volontiers à une péricardite ou à une affection cardiaque les cas de mort subite, même dans la pleurésie
simple, n'admettant que difficilement la syncope, qui
n'était souvent pour lui qu'un mot à signification
assez vague. (Discussion. Société médicale des hòpi-
taux, 1864.)

Dans notre observation XI, cependant, tout fait
croire qu'il y a eu syncope, peut-être par action réflexe, selon la théorie développée par M. le docteur

Dieulafoy dans sa thèse (1) à propos de la fièvre typhoïde :
« on pourrait agiter pour le pneumogastrique la question
résolue pour le grand sympathique, et se demander
s'il ne serait pas capable, par ses rameaux centripètes,
d'être un point de départ d'une action réflexe et de jouer
un rôle dans le genre d'accidents que nous avons signalés. »

Nous n'avons pas trouvé signalée dans nos observations la mort due à l'état graisseux du cœur. Stokes
l'a signalé comme cause de mort subite dans la pleurésie simple ; nous rapportons ici une observation que
nous devons à l'obligeance de notre excellent ami,
M. le docteur G. Homolle, chef de clinique de la Faculté ; la mort est survenue plusieurs jours après la
ponction, c'est pour cela que nous ne l'avons pas mise
dans le chapitre I\ :superscript: de notre travail ; l'état graisseux
du cœur semble avoir aidé à la production de la syn-
cope ; nous ferons suivre la relation de ce cas des quelques remarques dont M. Homolle a bien voulu nous
faire part à ce sujet.

Obs. XII (inédite). — Pleurésie gauche. Epanchement considérable.
Thoracentèse : 500 gr. de liquide séreux coagulable ; reproduction
du liquide. Mort subite. — Autopsie : Cœur graisseux. Caillot dans
l'artère pulmonaire gauche, récent, peut-être même formé après la
mort. (Recueillie à l'hôpital Lariboisière chez M. le D\ :superscript: Guyot, par
M. G. Homolle, interne.)

L... (Eugène), 58 ans, serrurier, entré le 19 février 1872, salle
Saint-Henri n° 14, constitution moyenne, alcoolique, souffrant
depuis six semaines, présentant une pleurésie gauche avec
épanchement considérable ; la maladie avait des allures très-

(1) Dieulafoy. De la mort subite dans la fièvre typhoïde. Paris,
th. 1869.

insidieuses au début, dyspnée croissante, perte de l'appétit et des forces, le malade n'avait pas même dû garder le lit. Le côté gauche était notablement dilaté, la matité complète dans toute la hauteur, le bruit respiratoire ne s'entendait pas, souffle lointain ; le soir un peu de fièvre. 39°.

Le 21. La thoracentèse fut pratiquée, on retira 3,500 grammes de sérosité limpide, coagulable ; aucun accident pendant ni après l'opération ; soulagement notable et changement complet dans les signes physiques : sonorité, murmure vésiculaire, vibrations thoraciques perceptibles dans toute la hauteur. La fièvre persiste cependant et devint très-vive le 26 et les jours suivants (40 à 41° le soir) ; reproduction rapide du liquide.

Tout à coup, sans qu'aucun accident se fût produit, sans que l'état général du malade se fût notablement modifié, la température restée élevée jusque-là s'abaisse et tombe à 36°,2 le soir du 7 mars ; depuis quelque temps déjà le malade maigrissait et mangeait peu.

L'épanchement qui s'est reproduit ne paraît pas énorme ; vomissements et nausées: pouls rapide comme les jours précédents (100 P.), sans caractères particuliers.

Le lendemain l'état est à peu près le même ; le soir la température se relève un peu : matin 86 P., 35°,8 ; soir 96 P., 37°,8. Le choc cardiaque est difficile à sentir ; la pointe bat faiblement à 1 centimètre en dedans du mamelon ; jamais, même à l'entrée, il n'y avait eu de dilatation considérable du cœur : pas de bruit de souffle ni de frottement.

9 mars, à 5 heures 1|2 du matin, mort subite sans accidents nouveaux.

Autopsie. — Les seules lésions importantes siégent dans les cavités crânienne et thoracique.

La cavité de l'arachnoïde renferme au moins quatre cuillerées de sérosité, la pie-mère est infiltrée, le cerveau notablement œdématié, ferme, élastique ; les coupes laissent écouler de la sérosité ; pas d'altération des artères de l'encéphale.

Un épanchement abondant de trois litres environ remplit la

plèvre gauche; la sérosité limpide à la surface est trouble au fond.

Un caillot fibrineux, dense, non adhérent, remplit toute la branche gauche de l'artère pulmonaire et, dans une certaine étendue, celle de ses divisions qui se rend au lobe inférieur, où tous les rameaux artériels renferment des caillots mous, globulaires; de semblables caillots passifs occupent le tronc pulmonaire et le ventricule droit, où ne se rencontre aucun coagulum ancien qui ait pu servir de point de départ à une embolie.

Le cœur est mou, ses fibres ont subi la dégénérescence granulo-graisseuse; la graisse s'y montre sous forme de granulations et même de fines gouttelettes libres.

La mort a eu très-probablement ici pour cause une syncope, et l'état graisseux du cœur pourrait rendre compte de l'arrêt subit de l'organe. L'abaissement de température survenu deux jours avant la mort, est un élément important de pronostic, grave en pareil cas. Le caillot de l'artère pulmonaire s'est-il formé. avant ou après la mort ? C'est chose impossible à dire d'une manière absolue ; le caractère fibrineux du coagulum dans un point circonscrit de l'artère, entre des caillots passifs vers le centre et la périphérie, ne serait-il pas un indice du dépôt de la fibrine avant la mort. Avec les troubles de calorification et de circulation qui ont précédé la syncope finale, on peut se demander si la thoracocentèse pratiquée la veille ou l'avant-veille de la mort, aurait pu empêcher l'issue fatale, si elle ne l'anrait peut-être même pas provoquée. La mort a pu survenir, dans ce cas, de deux façons : ou par arrêt du cœur tenant à l'état graisseux,

ou par obstruction par un caillot ; la paracentèse n'y a
été pour rien, d'après nous.

La syncope, que Trousseau dans ses leçons de clinique regardait comme une des causes les plus fréquentes de la mort subite dans la pleurésie simple, était
amenée selon lui par un déplacement du cœur, repoussé
violemment hors de la place qu'il occupe habituellement ; les gros vaisseaux, l'aorte éprouvaient alors
une torsion qui entravait le jeu du sang, et, sous l'influence de la moindre cause, la circulation pouvait
s'arrêter complètement. Mais après la thoracocentèse,
il nous semble difficile d'accepter cette théorie ; en
effet, la poitrine se trouve débarrassée plus ou moins
complètement du liquide qu'elle contenait, le cœur a
donc la possibilité de reprendre sa place normale ; la
torsion cesse et la circulation tend à se faire plus nor-
malement. Le seul cas dans lequel cet accident arri-
verait par ce mécanisme, est celui où l'écoulement
serait très-rapide, alors la mort pourrait être subite.
On ne peut pas plus accuser ici l'action nuisible du
sang noir sur le cœur, car le champ respiratoire diminué par l'épanchement augmente après la ponction.
La respiration reparaît peu à peu, l'hématose doit se faire
plus complètement , et la paralysie des fibres cardiaques par l'action de l'acide carbonique, action signalée
par Panum (en 1863, Archives), ne peut plus avoir
lieu.

La mort subite par présence de caillots sanguins
dans le cœur ou la petite circulation a été observée
dans les pleurésies simples, c'est à elle qu'on doit attribuer la mort dans le cas communiqué par M. Bla-

chez, en 1862, à la Société médicale des hôpitaux ; dans les cas de mort subite après la tharacocentèse, peut-on invoquer cette cause ?

Nous n'avons pas l'intention de nous étendre ici sur le mode de formation des caillots qui peuvent amener l'obstruction du cœur droit ou de la circulation pulmonaire. Nous rappellerons seulement que certains de ces caillots se forment sur place, caillots autochtones, et que d'autres sont dus à de petites embolies détachées d'un caillot qui obstrue une veine plus ou moins éloignée du cœur ; ces embolies veineuses sont alors poussées vers le cœur droit, et la circulation pulmonaire. Les causes de cette coagulation sanguine sont mécaniques ou chimiques ; mécaniques : obstacle au cours du sang, ralentissement de la circulation, affaiblissement de l'action du cœur, altération des parois des vaisseaux, rétrécissement des orifices; chimiques : augmentation de la quantité de fibrine à la suite d'un état cachectique et inopexie, modification de la fibrine qui la rend plus coagulable. L'augmentation de la quantité de fibrine est surtout importante, quand il s'agit de cas de pleurésie. M. Bouillaud, le premier, a signalé qu'on rencontrait des concrétions fibrineuses dans le sang des individus morts d'une pleuropneumonie aiguë gauche, franche, arrivée à son second degré ; la quantité de fibrine peut alors doubler, et atteindre 8 ou 9 pour 1000 au lieu de 3 ou 4. Ces deux ordres de causes mécaniques et chimiques seraient nécessaires, aux yeux de M. Négrier, pour amener l'oblitération de l'artère pulmonaire. Ces caillots se forment, même d'après M. le Dr Blachez

(Soc. méd. des hôpitaux, 1867), chez des individus porteurs d'une pleurésie peu abondante ; ils augmentent par dépôt progressif de la fibrine, jouent le rôle de corps étranger, n'adhèrent pas à la surface interne du vaisseau, et permettent la circulation du sang jusqu'au moment où, sous le coup d'une impulsion cardiaque un peu vive, d'un mouvement brusque, ils sont déplacés et oblitèrent tout à fait le champ de la petite circulation.

Ceci rappelé, nous pouvons répondre affirmativement à la question que nous nous sommes posée : on peut invoquer cette cause dans les cas de mort subite survenant après la thoracocentèse. On peut et on doit même expliquer de cette manière, par la présence d'un caillot, la mort subite du malade de l'obs. I. Dans l'observation III, la mort a été attribuée au déplacement d'un caillot, et ici on a pu faire cette supposition d'autant plus aisément que la malade, accouchée récemment, avait eu de l'œdème de la face. Dans l'obs. VIII, nous nous sommes rangé à l'existence d'une congestion pulmonaire, mais l'autopsie seule aurait pu indiquer la cause de la mort. Chez la malade de l'obs. IX, la syncope peut être attribuée au déplacement d'un caillot, au moment où la malade s'est assise sur le bord de son lit, mieux peut-être qu'à une syncope par anémie cérébrale. Ici comme dans l'obs. IV, on avait affaire à une malade fatiguée, atteinte probablement, ainsi que l'a fait remarquer M. Bucquoy, d'une pleurésie gangréneuse consécutive, sans doute, à une gangrène superficielle du poumon.

Ici encore l'autopsie a fait défaut. Cette mort subite

par caillot a du reste été signalée [dans différentes opérations.

Nous signalerons ici pour les rejeter : la crainte de l'opération et la douleur de la piqûre, capables d'amener l'arrêt du cœur, d'où syncope mortelle, qui ne peuvent être invoquées pour les cas que nous rapportons.

2° *Cerveau*. — Dans les cas de mort due au cerveau, le mécanisme, rencontré par M. le professeur Vallin (du Val-de-Grâce), en 1869, déjà observée en Angleterre en 1859, et en France, par M. le docteur Potain, en 1861 (Société anatomique), s'applique à la mort subite dans la pleurésie simple par embolie d'une des branches de l'artère cérébrale moyenne, mais il n'a pas encore été noté dans les cas de mort subite ou rapide après la thoracocentèse. L'opinion de M. le Dr Legroux ne nous semble pas acceptable non plus. Très-séduisante au premier abord pour expliquer des cas de mort subite dont la cause n'est pas connue, on peut lui faire cette objection : si en retirant 2 litres de liquide de la cavité thoracique, on produit une syncope mortelle par anémie cérébrale, comment se fait-il que tous les malades atteints d'ascite et auxquels on fait la paracentèse de l'abdomen, ne meurent pas de la même façon ? Ici, en effet, il ne s'agit plus de retirer deux litres de liquide, mais cinq, six litres et quelquefois davantage ; dans ces cas, il y a un afflux de sang bien plus considérable qu'après la thoracocentèse, le nombre et le calibre des vaisseaux et des organes qui reçoivent alors le sang, égalent bien ceux des organes thoraciques, et la compression méthodique de l'abdomen ne nous semble pas suffisamment modérer cet afflux de sang. Et cependant combien compte-t-on de morts subites ou rapides après la paracentèse de l'abdomen ?

Nous ne croyons donc pas qu'on puisse admettre cette théorie ; mais imitant la prudente réserve de M. le Dr Desnos, nous ajoutons, du moins dans les cas que nous avons réunis dans ce travail.

3° *Poumons.* — Nous arrivons aux morts subites ou rapides qui sont dues aux poumons. M. Ch. Sédillot (1) a cité un cas de mort rapide à la suite de la thoracocentèse, dans lequel la reproduction du liquide a été si rapide, que le malade a succombé la nuit même qui a suivi l'opération.

Voici cette observation due à Malle et empruntée par M. Sédillot aux *Bulletins de l'Académie de médecine* de 1837, p. 405.

Obs. XIII. — Hydrothorax considérable. Paracentèse.

Il s'écoule une énorme quantité de liquide, et, à mesure que la poitrine se vide, le malade se sent soulagé. Le mieux continue jusqu'au soir : la nuit, retour de la suffocation. Mort. A l'autopsie, on trouve le côté droit de la poitrine rempli par six litres de sérosité, le poumon refoulé et réduit au plus petit volume. Il est bien évident que, dans ce cas, l'opération n'est pour rien dans le résultat.

La mort par embolie dans les capillaires du poumon se rapproche beaucoup de ce que nous avons dit à

(1) Ch. Sédillot. De l'opération de l'empyème. Th. d'agrégation. Paris, 1841.

propos de la mort par présence de caillots dans le cœur droit et à l'origine de l'artère pulmonaire ; des caillots peuvent se former dans les vaisseaux pulmonaires, ou être transportés dans la petite circulation de points plus ou moins éloignés.

L'asphyxie peut survenir par divers mécanismes tenant à une même cause : congestion pulmonaire, œdème des poumons, avec ou sans accumulation de liquide dans les bronches, rendu ou non par expectoration. Quand la congestion est simple et ne s'accompagne ni d'œdème ni de transsudation de liquide dans les bronches, il n'y a rien de particulier à signaler ; il y a asphyxie simple. Mais quand il y a œdème et présence de liquide dans les bronches, il y a un mécanisme un peu plus compliqué. Tout le monde admet aujourd'hui que la sérosité qu'on trouve alors dans les bronches est due à l'existence d'un œdème pulmonaire, mais il n'y a pas très-longtemps que cette opinion est admise.

Ce liquide accumulé dans les bronches peut ne pas être chassé par l'expectoration, ou il peut se reproduire très-rapidement au fur et à mesure qu'il est expulsé. Quel que soit le mode par lequel survient l'asphyxie, dans ce cas, le mécanisme par lequel se produit ce liquide, qui constitue l'expectoration albumineuse, est toujours le même. Nous n'entrerons pas dans la discussion de toutes les théories données à ce sujet, mais nous les énumérerons. On a invoqué :

1° Une rupture pulmonaire spontanée donnant passage à une certaine quantité de liquide de l'épanchement laissé dans la cavité pleurale, après la ponction,

d'où pneumothorax spontané et obstruction des bronches par le liquide épanché. Ce mécanisme n'a pas été
admis par la majeure partie des médecins, car il
devrait y avoir alors écoulement du liquide dès que la
fistule serait produite ; de plus, le poumon tendrait à
être affaissé par l'air entrant dans la plèvre par cette
fistule.

2° La perforation du poumon par le trocart ne peut
pas être admise non plus, surtout avec un trocart
capillaire, la piqûre du poumon étant alors innocente,
d'après M. Dieulafoy, et l'ouverture, à cause de son
étroitesse, ne pouvant pas laisser passer une quantité
suffisante de liquide pour obstruer les voies aériennes ;
avec un trocart ordinaire, l'accident n'a pas encore été
noté, on n'a pas trouvé de pneumothorax, et le liquide
devrait alors s'écouler par les bronches aussitôt la
blessure faite.

3° La résorption du liquide à travers le poumon et
son passage dans les bronches à travers les parois
alvéolaires ne sont pas acceptables ; car, si on peut,
jusqu'à un certain point, admettre la résorption du
liquide à travers le poumon, grâce à la circulation
nouvellement établie, on ne peut pas expliquer le passage du liquide dans les vésicules pulmonaires et les
bronches, ainsi que le fait fort bien remarquer
M. Terrillon.

4° La présence du liquide accumulé dans les bronches a été expliquée de la manière suivante par notre
maître, M. Hérard, dans la discussion qui a eu lieu en
1872 à l'Académie de médecine (1), à propos de la thora-

(1) Bulletins de l'Académie, 1872, séance du 30 juillet, p. 729.

cocentèse : « Quand le poumon a été longtemps comprimé par un épanchement, au moment où, par suite
de l'expulsion du liquide, il reprend ses dimensions
normales, il se fait dans cet organe une sorte de
poussée séreuse ou séro-sanguine qui peut donner
naissance à une certaine quantité de sérosité : c'est
une sérosité qui est expulsée par les bronches; il y a
afflux de sang dans le poumon. » M. Hérard a vu des
malades chez lesquels on ne constatait plus de traces
de liquide après la ponction, et qui, au bout d'une
demi-heure ou d'une heure, expectoraient 500 ou
1,000 grammes d'un liquide qui ne venait pas de la
plèvre. Cette discussion brillante, à laquelle prirent
part MM. Roger, Hérard, Béhier, Chauffard, Gosselin,
Chassaignac et Marrotte, ouvrit un horizon nouveau
à l'étude de la thoracentèse. C'est ici que la théorie de
l'œdème pulmonaire et de la congestion se confond
avec celle de l'accumulation de liquide dans les bronches. En 1853, Pinault avait déjà signalé l'accumulation du liquide dans les bronches (thèse 1853),
l'attribuant à ce mécanisme de transsudation. En
1872, M. L. Lande, de Bordeaux, insista sur cette
même interprétation, admise par M. Moutard-Martin.

L'étude de la physiologie nous montre, du reste, que
ces phénomènes se sont rencontrés dans les expériences
où on a sectionné les deux pneumogastriques.

Longet (1) signale le fait dans son traité de physiologie : « Beaucoup d'observateurs ayant eu l'occasion
de couper les nerfs pneumogastriques, ont reconnu,
après la mort, la présence d'un épanchement écumeux

(1) Longet. Traité de physiologie, 3° édit., 1869, t. III, p. 539.

Foucart.   5 dans les bronches et d'un engorgement sanguin du tissu pulmonaire. » M. Longet signale ici le fait, mais il en donne l'explication dans son Traité d'anatomie et de physiologie du système nerveux. Là (1) il montre que, après la section des pneumogastriques, on trouve dans les bronches deux produits de sécrétion, l'un du mucus bronchique, l'autre de la sérosité abondante et due à l'opération; il termine en disant : « L'accroissement anormal des fluides bronchiques provient, selon nous, non pas surtout de la suppression ou de l'oblitération partielle de leurs voies éliminatoires, mais de ce que, aux mucosités, vient s'adjoindre de la sérosité anormalement exhalée, par suite de la gêne qu'éprouve la circulation pulmonaire et de la congestion passive que cette gêne occasionne. » Legallois croyait, d'après ses expériences, qu'après la section des pneumogastriques la mort survenait nécessairement par une lésion pulmonaire qui amenait l'asphyxie.

Traube et Mendelssohn repoussent cette interprétation et imputent le fait, l'un à l'introduction dans les voies aériennes de la salive et des mucosités du pharynx, l'autre au resserrement de la glotte, qui s'oppose au libre accès de l'air dans les poumons.

M. Claude Bernard (2) a signalé également la congestion pulmonaire et cette accumulation de liquide dans les bronches après la section des pneumogastriques; cependant ces phénomènes ne lui ont pas paru

(1) Longet. Traité d'anatomie et de physiologie du système nerveux, 1842, t. I, p. 299 et suiv.

(2) Cl. Bernard. Cours de médecine du Collége de France, Système nerveux, 1858, t. II, p. 352.

constants, ils surviendraient surtout chez les jeunes
animaux.

Schiff les explique par la dilatation paralytique des
vaisseaux, due elle-même à la section des nerfs vaso-
moteurs contenus dans le tronc du pneumogastrique.

Niemeyer (1) distingue également cette transsudation d'un liquide séreux dans les alvéoles : « Si nous
avons vu dans le gonflement et l'imbibition des muqueuses, dans une sécrétion augmentée et modifiée des
glandes mucipares, les conséquences invariables de
l'hyperhémie des membranes muqueuses, des phénomènes semblables accompagnent tout aussi constam-
ment l'hyperémie intense des vésicules pulmonaires :
leurs parois gonflent, comme celles des muqueuses ;
elles deviennent plus humides, plus imbibées, mais la
sécrétion, ou plutôt la transsudation, qui se fait dans
les alvéoles, se distingue de celle de la muqueuse
bronchique par sa fluidité plus grande, par son état
séreux. Il faut se rappeler que les glandes mucipares
sont déjà plus rares dans les petites bronches et
qu'elles manquent complètemént dans les alvéoles,
que, dans ces cavités, un épithélium incomplet et
pavimenteux couvre la membrane amorphe, et on
comprendra facilement que la sécrétion des alvéoles,
qui ne possèdent pas de membrane muqueuse propre-
ment dite, doit se distinguer de celle de la muqueuse
bronchiqne. Dans les autres organes du corps, on
appelle œdème l'épanchement du sérum dans le tissu
interstitiel ; mais, par œdème pulmonaire on entend

(1) Niemeyer. Éléments de pathologie et de thérapeutique, édit. de
1869, t. I, p. 161 et suiv.

l'imbibition séreuse du tissu pulmonaire compliqué d'un épanchement sur la surface libre, c'est-à-dire dans les alvéoles. » Et plus loin, page 165 : « Séparer les symptômes de l'œdème de ceux de l'hyperémie, ce serait établir une distinction peu naturelle et par conséquent irrationnelle. Si les hyperémies arrivent à un degré élevé, l'œdème vient s'y ajouter comme une conséquence toute simple..... Rarement ou jamais la muqueuse bronchique ne sécrète des matières aussi liquides, et c'est avec raison qu'une expectoration très-liquide, et en même temps très-abondante, sera considérée comme un signe de mauvais augure quand elle remplacera l'expectoration visqueuse et rare des individus atteints de pneumonie. »

M. Jaccoud rapproche dans un même chapitre l'œdème et la congestion active et passive, et voici comment il définit l'œdème : « Constitué par un exsudat séreux dans les parois et à la surface libre des alvéoles, l'œdème est la suite constante et nécessaire de toute congestion pulmonaire d'une certaine durée ; il a donc pour cause toutes les formes de l'hyperémie (active ou passive) qui viennent d'être énumérées ; mais elles ne les produisent pas toutes avec la même intensité ; les fluxions irritatives, les fluxions collatérales et les stases sont de beaucoup les plus puissantes. » Comme le liquide de l'œdème, ce liquide contient de l'albumine ; M. Robin, dans son traité des humeurs (p. 451), l'a constaté et dit qu'il peut être exsudé en certaine quantité à travers le réseau capillaire des alvéoles, sous l'influence d'une congestion permanente ou temporaire, et qu'il diffère du mucus bronchique. L'expli-

cation fournie par M. Hérard au sein de l'Académie de
médecine, si remarquablement soutenue par M. Terrillon dans sa thèse, a été adoptée par M. le professeur
Béhier ; elle peut se résumer en quolques mots :
Congestion rapide, œdème pulmonaire, présence dans
les voies aériennes par transsudation d'un liquide qui
tantôt est rendu, et qui constitue alors l'expectoration
dite albumineuse, qui d'autres fois est retenu dans les
bronches et empêche le passage de l'air, ce qui amène
l'asphyxie. (Obs. IV, V, VI et VII.)

L'expectoration albumineuse est donc due à la congestion, c'est là un point qui ne semble plus douteux.
Mais si cette théorie avait besoin d'être appuyée sur
de nouveaux faits, le cas assez curieux que nous
citons ici viendrait à l'appui.

Nous devons cette observation à l'extrême obligeance de notre cher maître M. le docteur Ch. Fernet,
agrégé de la Faculté.

Obs. XIV (inédite). — Congestion pulmonaire avec expectoration séro-
albumineuse dans une affection cardiaque, sans pleurésie.

G..., 38 ans, cuisinier, entre à l'hôpital Temporaire, salle
Sainte-Geneviève, le 15 octobre 1875. C'est un homme d'une
haute stature et d'un gros embonpoint. Il raconte qu'il est souffrant depuis deux mois environ ; à ce moment, il avait commencé à éprouver de la difficulté à respirer, ce qu'il attribua
d'abord à son excessif embonpoint. Cependant, ayant constaté
à deux ou trois reprises différentes que ses jambes étaient en-
flées, il se décida à consulter un médecin, qui lui prescrivit du
sirop de digitale et l'engagea à se reposer. Il éprouva alors quelque amélioration ; il reprit son travail, mais plusieurs fois il fut
obligé de l'interrompre. Bientôt, se trouvant dans l'impossibi-

lité de supporter la moindre fatigue et tourmenté par une toux continuelle, il se décida à entrer à l'hôpital.

Le 16. Au moment de la visite, le malade est assis sur son lit et fait de grands efforts pour respirer; il accuse lui-même une oppression très-vive, qui daterait surtout de sept ou huit jours et aurait toujours été s'aggravant. Les membres inférieurs et le scrotum sont profondément œdématiés; la face est cyanosée, et, sur les deux pommettes, on constate une injection notable des petits vaisseaux. Le malade a beaucoup toussé depuis son entrée et a expectoré une assez grande quantité de crachats muqueux qui sont adhérents au vase. — L'examen du thorax montre d'abord que la poitrine est globuleuse et que les mouvements respiratoires sont très-limités. La percussion fait constater une sonorité variable d'un point à l'autre; mais nulle part on ne trouve ni matité véritable, ni tympanisme. A l'auscultation, râles sonores et râles muqueux, les uns gros, les autres sous-crépitants, dans toute la hauteur des deux poumons, en avant et en arrière. — L'extrême abondance des râles rend l'auscultation du cœur très-difficile; cependant on constate des inégalités et des intermittences nombreuses, mais on ne peut découvrir de bruit d'orifice. Le pouls est petit, inégal, intermittent; peu ou pas de fièvre. Le foie est augmenté de volume. Les urines sont rares; l'acide azotique et la chaleur y déterminent un nuage d'albumine.

Diagnostic. — Maladie cardiaque, probablement mitrale, et congestion pulmonaire. — Chiendent, julep avec 2 grammes de bromure de potassium; un degré. (On ajourne l'usage de la digitale, parce que le malade en faisait usage, chez lui, depuis longtemps déjà.)

Le 18. La situation n'a pas changé depuis deux jours; l'oppression est toujours la même, ainsi que les phénomènes thoraciques. — Infusion de feuilles de digitale, 50 cent.; douze ventouses scarifiées.

Le 20. Un peu d'amélioration. — Même traitement; de nouveau, douze ventouses scarifiées.

Le 21. Respiration assez facile le matin, amélioration sensible; mais, vers cinq heures du soir, le malade est pris d'une oppression extrême, et peu de temps après survient une expectoration abondante, sanguinolente, spumeuse. Cyanose généralisée. Orthopnée. — Seize ventouses scarifiées; julep avec acétate d'ammoniaque, 4 grammes; éther, 1 gramme; potion cordiale.

Le 22. Le matin, la dyspnée persiste, un peu moindre cependant; l'expectoration sanglante conserve les caractères indiqués déjà : elle ressemble à une solution de gomme un peu teintée par du sang et traversée par quelques stries sanguines. L'auscultation révèle des râles muqueux sous-crépitants très-nombreux, disséminés dans toute l'étendue des deux côtés de la poitrine. Persistance de la cyanose et de l'orthopnée — Saignée de 300 grammes; douze ventouses sèches; continuer la potion ammoniacale et éthérée.

Les crachats, dont le malade a rendu environ un litre, sont recueillis : une partie est mise dans un verre à expérience; l'addition d'acide nitrique y détermine un précipité si abondant, que le liquide se prend en masse; de même, par la chaleur, précipité en une masse compacte. Une autre partie est recueillie pour être soumise à l'analyse chimique. Voici le résultat des recherches faites par M. le Dr Méhu, pharmacien de l'hôpital Necker : « C'est un véritable liquide séro-sanguinolent; par un repos de quelques heures, les globules rouges se sont déposés, et le liquide filtré était jaune légèrement verdâtre. Ce liquide renferme, pour 1000 parties :

Matières albumineuses	93$_{gr.}$6	} 100,3
Sels minéraux anhydres	6 7	}
Eau	899,7	
	1000,0	

Il est à noter qu'aucun liquide pleurétique (même purulent et *filtré*) ne donne 75 grammes de résidu sec par kilogramme. M. Méhu a vu plusieurs fois une proportion aussi forte de matières albumineuses par litre dans des crachats (une fois, 119 grammes par litre); mais, dans ces cas élevés, on avait presque toujours supposé un kyste du foie, par exemple, ouvert dans les bronches. Ce liquide filtré est remarquablement exempt de mucine; il ne contient donc presque pas de salive buccale.

Après la saignée et l'application des ventouses, le malade s'est trouvé très-soulagé, et le commencement de l'après-midi s'est assez bien passé; mais, vers quatre heures du soir, au moment où sa femme venait de le quitter, le malade se leva tout à coup sur son lit, devint violacé et retomba mort.

L'autopsie ne put être faite.

En l'absence du contrôle *post mortem*, le diagnostic et l'interprétation du fait doivent être assez réservés ; cependant M. Fernet croit pouvoir assurer qu'il n'existait chez le malade ni pleurésie ni pneumonie vraie, et que le diagnostic de congestion pulmonaire intense, favorisée d'ailleurs par la maladie [cardiaque, est le plus probable. S'il en est ainsi, l'expectoration séro-albumineuse indiquée plus haut, aurait une grande valeur au point de vue de la théorie de l'expectoration consécutive à la thoracocentêse ; elle serait un exemple de cette expectoration liée à une simple congestion pulmonaire, sans pleurésie et sans thoracocentèse antécédentes, et serait une preuve à l'appui de la théorie qui impute à une congestion soudaine du poumon l'expectoration albumineuse qui se montre quelquefois après la paracentèse de la poitrine.

Nous signalerons ici l'observation de la thèse de M. le docteur Terrillon (p. 42), qui est un exemple de congestion pulmonaire, ayant eu pour conséquence un catarrhe suffocant, et qui s'est terminé rapidement, par suite d'une paralysie consécutive des organes affectés.

L'explication de la présence du liquide dans les bronches par transsudation à la suite d'une congestion pulmonaire, attirait déjà l'attention, lorsque les deux communications de MM. Béhier, Liouville et Dumontpallier, à la Société médicale des hôpitaux, en 1873, la firent accueillir avec plus de faveur. MM. Béhier et Liouville, dans leur communication, insistèrent sur ce que la mort avait eu lieu par asphyxie et non par syncope, ainsi que sur l'œdème pulmonaire trouvé à l'autopsie, œdème aigu, considérable dans le point où le poumon aurait peut-être encore pu fonctionner ; ils firent remarquer l'absence d'expectoration, en regrettant que le malade n'ait pas craché, ce qui l'eût sans doute sauvé. Rien dans l'autopsie ni dans les faits de l'opération ne permettait d'admettre une rupture spontanée ni une perforation traumatique, ils attribuèrent la mort à un œdème aigu du poumon, suite de congestion pulmonaire, et en tirèrent quelques autres déductions pratiques sur lesquelles nous aurons à revenir.

M. Dumontpallier présenta le même jour un fait analogue, et après avoir attribué la même cause à la mort rapide de son malade, il arriva aux mêmes conclusions.

La Société médicale des hôpitaux, à propos d'une observation de M. Besnier, sur un cas d'expectoration albumineuse, fit de cette question le sujet de ses discussions. MM. Woillez, Marrotte et Ferréol attaquèrent au profit de la théorie de la perforation la théorie de la congestion pulmonaire, qui fut victorieusement défendue par MM. Hérard, Moutard-Martin, Béhier et Desnos. M. Hérard rappela que cette exsudation se retrouvait dans tous les cas où il y avait lésion du pneumogastrique, il montra combien grandes étaient les causes de congestion et d'œdème pour un poumon comprimé qui se dilatait brusquement, il insista de nouveau sur la différence de composition des deux liquides, et arriva presque à convaincre M. Ferréol, qui termina à peu près en ces termes le résumé de la discussion : « Enfin, si on peut admettre la congestion pulmonaire causant l'expectoration albumineuse, on ne peut pas nier la possibilité de la perforation spontanée ou traumatique dans la thoracentèse. »

En 1874, la question resta stationnaire, M. Martineau, dans les observations qu'il communiqua à la Société médicale des hôpitaux, n'ayant observé sur 50 opérations que 3 cas d'expectoration, probablement par congestion.

Au commencement de cette année, le cas de M. Legendre, publié dans la Gazette des hôpitaux, passa presque inaperçu. L'observation de M. Besnier, suivie un mois après de la communication de M. Legroux, rappela l'attention sur cette question et le rapport de M. Desnos fut un plaidoyer en faveur de la théorie de la congestion pulmonaire. M. Desnos rejeta la syncope par déplacement du cœur, et du reste toute espèce de syncope ; s'appuyant sur l'opinion de Grisolle, de MM. Devergie et Lebert, sur un fait qu'il vit dans son service et sur l'autopsie du malade de M. Legroux, il rapporta l'accident à une congestion pulmonaire subite, ayant amené la mort instantanément. L'autopsie lui donnait en ce cas raison.

La congestion pulmonaire peut donc amener la mort

subite ou rapide, soit par elle-même, en déterminant
l'asphyxie par trouble de l'hématose, soit en déterminant un œdème pulmonaire et une augmentation de
sérosité dans les bronches, qui sont alors obstruées et
imperméables à l'air, d'où asphyxie.

Nous nous sommes longuement étendu sur cette
cause de la mort subite, peut-être trouvera-t-on que
nous n'aurions pas dû parler aussi longuement de
l'expectoration albumineuse, mais depuis les savantes
discussions qui ont eu lieu devant les différentes Sociétés, expectoration albumineuse, œdème et congestion pulmonaire, sont trois termes unis ensemble
comme les anneaux d'une chaîne ; quand, à propos de
la thoracocentèse on parle de l'un, il est bien difficile
de ne pas parler des deux autres ; c'est ce qui nous a
déterminé à les ranger dans un même paragraphe.

Les autres causes pulmonaires qui pourraient amener la mort subite ou rapide, à la suite de la thoracocentèse sont la splénisation, l'atélectasie consécutive
à l'épanchement ou à des ankyloses pleurales et toute
lésion grave des poumons. Ces causes n'ont été encore
rencontrées que dans les morts subites, dans la pleurésie simple : cas de Requin, cas de M. Colin (Société
médicale des hôpitaux, juillet 1874). Les pneumonies
secondaires, caséeuses ou non, enfin les tubercules
pulmonaires, en maintenant une disposition constante à la congestion, sont des causes que l'on peut
aussi invoquer dans certains cas, mais non dans ceux
que nous avons rapportés. L'influence de toutes ces
causes dépend beaucoup, disons-le bien, de l'état du
poumon du côté de la plèvre saine. La mort subite

après la thoracocentèse survient encore dans la pleurésie consécutive à la gangrène pulmonaire, le cas de M. Besnier est malheureusement là pour l'attester. Quel est alors le mécanisme de la mort? c'est ce que nous ne pouvons dire ici, l'autopsie ne pouvant nous guider ; nous avons déjà exposé, à propos de cette observation, les hypothèses que l'on pourrait faire. Disons que cette issue funeste en pareil cas n'est pas fréquente, et l'exemple heureux de M. le professeur D..., prouve une fois de plus qu'il ne faut jamais désespérer du salut d'un malade.

III

Existe-t-il des signes qui puissent faire craindre la production de la mort subite ou rapide après la thoracocentèse ; quelles sont les précautions à prendre pour se mettre autant que possible à l'abri de cette funeste issue, et quelle est l'influence des appareils aspirateurs?

La première question est très-difficile à résoudre, et les observations que nous rapportons prouvent suffisamment que les indications fournies par la clinique sont bien obscures et n'ont pas une très-grande valeur.

La tendance à la syncope ou, ainsi que l'indique Schüh (1) dans son mémoire, une première lipothymie, devrait éveiller l'attention du médecin; si, pendant une première thoracocentèse, le malade avait été atteint de syncope, il devrait être surveillé de plus près, si on était obligé de recourir à une deuxième ponc-

(1) Schüh. Medicinische Jahrbücher der K.k. Osterreich. staates, Wien., 1841.

tion ; tout symptôme qui indiquerait la formation d'un caillot dans le torrent circulatoire, serait une contre-indication de la thoracocentèse. Dans l'obs. de M. le docteur Homolle (obs. XII), nous voyons que notre ami se demande si la ponction faite la veille aurait pu empêcher l'issue fatale, si elle ne l'aurait peut-être même pas provoquée. Quelquefois, il est vrai, la thoracocentèse apparaît comme une opération de nécessité, dans l'ob. III, par exemple ; dans ce cas elle était la seule chance de salut, et bien que le médecin eût soupçonné l'existence de caillots à cause de l'œdème d'une partie de la face, il a pu opérer, après avoir fait ses réserves sur le pronostic en pensant, d'après Schüh : *Melius anceps remedium quam nullum.* L'existence d'un état cachectique, d'une anémie profonde, de lésions antérieures graves du cœur et du poumon du côté de la pleurésie, et surtout la présence de lésions dans le poumon du côté de la plèvre saine, seront une cause possible d'accidents, le poumon ne pouvant pas dans ce cas remplir son office d'une façon suffisante, ni suppléer aux troubles qui existent quelquefois de l'autre côté ; c'est ce que nous avons vu dans plusieurs des observations, et c'est un point sur lequel on ne saurait trop insister.

Pendant le cours de l'opération, il peut survenir quelques symptômes qui commanderont, soit l'arrêt immédiat de l'écoulement, soit un redoublement de surveillance. C'est ainsi que dans l'observation IV, nous pensons que l'apparition de la toux devait, au bout de quelques minutes, être une indication de l'arrêt de l'écoulement ; cette toux, même sans expectoration, devait faire penser à la possibilité d'une congestion pulmonaire, qu'il eût été plus sage de ne pas laisser augmenter, surtout en présence de l'état des poumons. Cette toux, dans toutes les circonstances, est toujours très-fatigante, qu'elle s'accompagne ou non d'expectoration : c'est ce dont on peut se convaincre en interrogeant les malades dans les hôpitaux, et j'en ai eu l'affirmation de la part de mon excellent ami, M. le docteur Danloz, qui, pendant son internat chez M. Hérard, en 1874, fut atteint d'une pleurésie aiguë franche, au mois de juillet; la maladie suivit une marche normale : une thoracocentèse avec trocart capillaire aspirateur fut pratiquée par M. Hérard, au quinzième jour de l'épanchement; 2 litres 1/2 de sérosité citrine transparente furent extraits ; l'écoulement fut arrêté avant que l'évacuation fût complète, dès que le malade sentit qu'il allait tousser ; mais après 2 heures 1/2 d'un calme parfait survint une toux très-pénible, avec anxiété respiratoire, sans expectoration ; elle dura environ un quart d'heure. Aucun autre accident ne survint ; le liquide s'étant reproduit d'une façon appréciable, quelques vésicatoires amenèrent une guérison complète.

A la thoracocentèse à l'aide du trocart entouré de baudruche, procédé de Reybard et de Trousseau, M. Blachez a cherché à substituer en 1868 la thoracocentèse avec un trocart capillaire; lorsqu'il présenta ce nouvel instrument à la Société médicale des hôpitaux, il fit ressortir l'importance de cette modification : « Quelle que soit l'innocuité de la thoracocentèse, en la disculpant des accidents fâcheux qu'on lui a

attribués, elle a cependant des inconvénients : frayeur
pour le malade, douleur, fatigue causée par les quintes de toux qui accompagnent la déplétion rapide de
la cavité pleurale ; la thoracocentèse capillaire a tous
ses avantages, et l'anesthésie locale fait passer la piqûre presque inaperçue. En cas d'erreur du diagnostic, il n'est pas indifférent de plonger un trocart ordinaire à une grande profondeur dans un poumon
hépatisé ou dans un foie hypertrophié... Cette piqûre
est facilement renouvelée sans danger sérieux ; en cas
d'épanchement purulent, elle devient exploratrice... »
Quoique ce fût un premier pas fait vers la ponction
capillaire aspiratrice, cette modification fut assez froi-
dement accueillie par les membres de la Société.

Deux ans plus tard, M. le docteur Dieulafoy inventa
réellement un nouveau mode de traitement en faisant
le vide dans un corps de pompe, avec lequel commu-
niquait le trocart. L'aspiration à l'aide de trocarts
capillaires était créée ; depuis lors cet appareil a été
modifié par M. Potain, qui l'a rendu plus pratique,
ainsi que par M. Castiaux.

Nous n'avons pas à entrer ici dans la description de
ces appareils aspirateurs ; ils ont rendu la thoracocentèse beaucoup plus facile à faire et ont propagé
son emploi. Quelques médecins en font aujourd'hui le
traitement presque exclusif de la pleurésie.

En 1872, M. le docteur Woillez conseillait de vider
la poitrine le plus complètement possible, en tenant
compte cependant des caractères de l'épanchement.

M. Potain disait à la Société médicale des hôpitaux
que la thoracocentèse, à l'aide des instruments capil-

laires aspirateurs pouvait être employée dans les cas où on avait opéré jusqu'ici avec la canule de Reybard ; « c'est un moyen plus doux, moins pénible pour les malades ; l'évacuation est plus complète etpeut se faire en plusieurs fois, si on le juge utile. Appliquée aux épanchements médiocres, elle abrége souvent la durée de la maladie et supprime les dangers que ces épanchements font courir aux malades. Pour les pleurésies purulentes, on les emploie comme moyen provisoire pour diminuer les dimensions du kyste, avant son ouverture définitive. »

Deux mois plus tard, M. Bucquoy présentait à la même société le résumé de 16 cas traités par cette méthode, et il eoncluait en disant que la thoracocentèse par aspiration capillaire était inoffensive, surtout avec l'appareil de M. Potain, que les piqûres guérissaient bien sans devenir fistuleuses, qu'on avait ainsi un écoulement plus régulier , continu, assez rapide, sans angoisse accompagnée de toux, avec diminution rapide de température et amélioration de l'état général, qu'une seule ponction suffisait quelquefois, enfin il démontrait l'innocuité des ponctions successives.

Nous ne voulons pas aborder ici la question de savoir si les ponctions successives ne peuvent pas , dans certains cas signalés par M. le professeur Chauffard, M. Roger et quelques autres médecins, déterminer une transformation de la sérosité en pus ; cela nous mènerait trop loin. Les deux opinions ont été soutenues, et cette discussion est assez intéressante pour faire le sujet d'un mémoire spécial.

La question de la thoracocentèse était arrêtée à ce point, lorsque les cas malheureux de MM. Béhier et Dumontpallier, en 1873, vinrent appeler de nouveau l'attention sur cette opération. Les conclusions des deux médecins étaient à peu près les mêmes. M. Béhier conseille de ne faire que des ponctions de 200 à 300 grammes, quand le poumon du côté opposé à l'épanchement est malade, évacuations partielles et successives qui permettront au poumon de se dilater graduellement et petit à petit, empêchant un afflux trop considérable de sang. Répondant ensuite aux attaques qui avaient déjà été dirigées contre l'aspiration, il dit qu'il ne croit pas que la méthode aspiratrice favorise la congestion et l'hyperémie du poumon, et, par conséquent, l'œdème aigu et la pluie de sérosité ; il ne la croit pas assez énergique pour cela ; l'expectoration albumineuse n'est pas toujours mortelle et elle survient aussi bien avec le trocart de Reybard qu'avec les aspirateurs.

M. Dumontpallier donne un conseil plus timide encore et qui nous paraît plus sage pour beaucoup de cas : « On doit toujours s'abstenir d'évacuer complètement le liquide, mieux vaut procéder en plusieurs fois, ou mieux se contenter d'une opération incomplète et recourir ensuite aux vésicatoires pour déterminer la résorption complète. »

Dans une leçon clinique faite au commencement de cette année, M. Béhier n'admet pas que la pluie séreuse soit appelée par l'aspiration, et il recommande de bien se rendre compte, avant l'opération, de l'état du poumon opposé : s'il est malade, évacuer très-lentement et s'arrêter quand on aura retiré 300 grammes environ.

Enfin, M. le docteur Legroux , dans sa communication à la Société médicale des hôpitaux, a appelé l'attention sur le danger possible des appareils aspirateurs.

M. le docteur Desnos, dans son rapport, a repoussé avec vigueur ce qu'il a appelé une attaque formelle, démontrant que la congestion arrivait à la suite de l'opération faite avec le trocart de Reybard, aussi bien qu'avec les appareils aspirateurs ; il a cité, outre le fait de M. Dumontpallier , que nous rapportons (obs. V), un cas de son service à Lariboisière en 1871 : un ouvrier orfèvre fut pris, après une thoracocentèse avec le trocart , d'une congestion pulmonaire des plus intenses et ne dut la vie qu'à l'intervention énergique de l'interne ; enfin il a rapporté l'observation XIV de la thèse de M. Terrillon, recueillie dans son service, et où l'opération fut faite avec le trocart de M. Blachez ; pour lui, les trocarts aspirateurs ont l'avantage de donner un écoulement non saccadé, une douleur moins vive et la possibilité de ponctions successives.

Nous ne pouvons nous prononcer encore sur les avantages ou les inconvénients des deux procédés : trocart avec baudruche ou trocart capillaire aspirateur ; nous ne croyons pas cependant que l'aspiration ait plus de danger que le trocart, si l'appareil aspirateur est réglé de façon à permettre un arrêt immédiat de l'écoulement ou son ralentissement.

Nous ne rappellerons pas ici les précautions que l'on

doit prendre toujours au moment de faire une thoracocentèse ; nous ne dirons que celles que l'on prendra pour se mettre à l'abri, autant que possible, d'une issue funeste : On évitera avec soin les émotions violentes, les causes d'affaiblissement, les mouvements brusques et répétés ; on fera conserver autant que possible au malade la position horizontale, surtout si on redoute pour lui une syncope ; si celle-ci survient, on arrêtera immédiatement l'écoulement du liquide. On s'assurera toujours par l'auscultation de l'état du cœur et des poumons ; l'attention sera quelquefois éveillée ainsi sur des troubles qu'on ne soupçonnait pas et qui pourraient amener un accident. On réglera l'écoulement du liquide de manière qu'il se fasse lentement et régulièrement, et on devra toujours pouvoir l'arrêter immédiatement à l'aide de robinets ; on ne videra pas la poitrine complètement et on ne fera pas un vide trop complet du premier coup dans le corps de pompe ou dans le flacon récepteur, quand on se servira d'appareils aspirateurs ; enfin, on arrêtera l'écoulement dès que le malade commencera à avoir des quintes de toux persistantes, ou quand on aura évacué 400 ou 500 grammes de liquide chez des sujets dont les deux poumons seraient malades ou un litre chez ceux dont les poumons seraient sains. Pour notre part, nous conseillons d'agir ainsi dans tous les cas de thoracocentèse, et d'employer les ponctions successives quand cela sera nécessaire, ou mieux d'avoir recours au traitement médical, comme l'a conseillé M. le Dr Dumontpallier et comme nous l'avons vu réussir plusieurs fois. Quand, en effet, on a retiré un litre de liquide de la plèvre, l'asphyxie n'est plus a craindre, le cœur peut reprendre sa place, à moins qu'on ne se trouve en présence d'un de ces cas malheureux comme celui de Sédillot, où près de six litres de liquide se sont reproduits en une seule nuit, cas heureusement fort rare. Si on se sert d'un trocart garni de baudruche, on aura soin de prendre un instrument de petit calibre.

IV

Notre intention étant de prouver que la thoracocentèse n'est pas la cause de la mort subite ou rapide, nous ne croyons pas pouvoir nous dispenser de reproduire deux exemples de mort subite ou rapide survenue dans des pleurésies, où la ponction n'a pas été faite et où on a pu attribuer la terminaison à une des causes que nous avons indiquées dans le chapitre II. Les cas de mort subite dans la pleurésie, déjà publiés, sont assez nombreux ; beaucoup ont été communiqués à la Société médicale des hôpitaux, nous ne donnerons ici que les deux qui nous ont paru les plus intéressants, et qui sont accompagnés d'une autopsie permettant de reconnaître la cause de la terminaison si rapide et si fatale.

Nous trouvons dans les Bulletins de la Société médicale des hôpitaux (1862), une observation de M. le Dr Blachez, dans laquelle la mort semble due à l'obstruction par un caillot de l'artère pulmonaire ; nous en donnons ici le résumé.

Obs. XV. — *Pleurésie du côté gauche. Mort subite.*

A...., sergent d'infirmiers milit., 40 ans, entre, le 2 oct. 1861, dans le service de M. le Dr Molard, médecin principal. Depuis deux mois déjà, manières étranges, hallucinations, intelligence affaiblie, perte de la mémoire, pas de troubles du mouvement ni de la sensibilité, jamais d'attaque apoplectique. A son entrée, pleurésie médiocre à gauche, datant d'un mois environ ; matité étendue, peu profonde, remontant jusqu'à la clavicule ; pas de déformation de la poitrine. Dans les trois quarts supérieurs, respiration faible, éloignée, mais distincte, mêlée de frottements disséminés ; respiration nulle à la partie inférieure ; pas de souffle ni d'égophonie ; le cœur n'est pas déplacé. — Diurétiques, vésicatoire sur la poitrine.

Le 8, vers huit heures du soir, trois heures après avoir dîné, il se précipite en bas de son lit en donnant les signes d'une anxiété profonde. Cinq minutes après l'accident, on le trouve dans l'état suivant : il était assis sur son lit, la face anxieuse, profondément altérée, le corps couvert de sueur, la région épigastrique douloureuse ; dyspnée extrême ; pouls petit, fréquent, irrégulier. A l'auscultation : à droite, respiration haute, bruyante, saccadée ; à gauche, respiration plus faible, s'entendant presque partout ; battements du cœur faibles et tumultueux, sans bruit de souffle. Intelligence assez bien conservée. Tout à coup, sa voix s'affaiblit, sa figure se décompose profondément, il jette quelques regards éperdus autour de lui, se cramponne à ses draps et retombe mort sur son oreiller, dix minutes environ après s'être précipité hors de son lit.

Autopsie. — *Thorax :* A droite, vestiges d'une pleurésie ancienne ; le poumon, adhérent à la paroi costale par beaucoup d'endroits, est cependant perméable. A gauche, épanchement d'un litre et demi de sérosité un peu louche ; plèvre tapissée de fausses membranes épaisses et adhérentes ; le poumon, réduit à la moitié de son volume, crépitait sous le doigt et ne présentait pas trop d'infiltration sanguine. Le cœur n'est pas déplacé, le péricarde contient une cuillerée de sérosité transparente ; il est parfaitement sain. Dans le ventricule droit, caillot d'apparence singulière, n'ayant pas la forme de la cavité, qu'il remplit en partie, cylindrique, du volume d'une grosse plume d'oie, roulé sur lui-même ; les replis qu'il forme ne sont pas intriqués les uns dans les autres ; il se déroule par son propre poids, il est libre dans la cavité ventriculaire, n'adhère ni aux valvules ni aux piliers musculaires ; par sa partie supérieure, il se prolonge dans l'artère pulmonaire et s'y bifurque : on le suit jusqu'aux divisions de troisième et quatrième ordre de l'artère pulmonaire gauche ; il ne se termine pas par des ramescences effilées pénétrant dans les divisions les plus fines, et offrant cette disposition dendroïde que l'on rencontre ordinairement ; il a partout une forme et un volume à peu près identiques. Long de 20 centimètres, il n'adhère pas à l'artère pulmonaire ; sa couche la plus externe est formée par de la fibrine emprisonnant un coagulum mou et noirâtre ; rompu en quelques points, en vertu de son propre poids, il ne présente pas de noyaux blanchâtres, formés par des amas de globules blancs, et ressemblant à des noyaux purulents ; il est généralement dur et cassant. Un caillot plus court, ramification du premier, s'étend dans l'artère pulmonaire droite, dont il ne dépasse pas les deux premières divisions ; il a les mêmes caractères que l'artère pulmonaire gauche. La tunique interne du vaisseau n'est pas altérée ; rien de particulier dans le ventricule gauche ni dans l'aorte ; orifices normaux et valvules saines, sauf la mitrale, qui est un peu épaissie, mais sans traces de dégénérescence. L'oreillette droite contient une cuillerée de sang noir et fluide ; la veine cave inférieure en contenait également, sans en être gorgée. Rien de particulier dans les grosses veines intra-thoraciques, les organes et les vaisseaux abdominaux. Cerveau ramolli, vaisseaux cérébraux non altérés, pas de caillots, méninges saines.

Nous ne pouvons insister sur cette cause de mort dans la pleurésie ; nous renvoyons à la thèse de M. Négrié, où l'étude de cette obstruction du cœur

droit et de l'artère pulmonaire est faite avec beaucoup
de soin. Nous citerons encore les deux observations
du docteur Daga, dans la Gazette des hôpitaux de 1863,
celle de M. Renault, dans l'Union médicale de 1871,
et celle du docteur Keyser, dans la thèse de notre ami
Mora, 1874. Dans la thèse de M. Négrié, nous trouvons
une observation de mort subite par apoplexie pulmonaire, qui nous paraît intéressante à plusieurs titres ;
nous allons la résumer ici.

Obs. XVI. — Pleurésie latente du côté droit. Deux thoracentèses.
Apoplexie pulmonaire. Mort subite. Autopsie.

H.(P.), journalier, 33 ans, entre à la Pitié, le 27 juin 1853, salle
Saint-Michel, nº 3, service de M. Bernutz, suppléé par M. Mau-
riac. Peu de renseignements sur ses parents ; il n'a jamais eu
de maladies graves, sauf la rougeole, à l'âge de 10 ans. Grand
buveur, il vit dans de mauvaises conditions hygiéniques ; il y a
trois mois, il a expectoré quelques crachats sanglants, sans être
malade.

Depuis deux mois, il éprouve du malaise, se fatigue facilement ; depuis lors, il tousse un peu et a la respiration un peu
courte, bon appétit cependant ; il peut continuer à travailler.
Depuis un mois, aggravation des symptômes, oppression et faiblesse plus considérables, perte de l'appétit et du sommeil ; jamais de frissons le soir ni de sueurs la nuit.

Le jour de l'entrée : décubitus sur le côté droit, la tête un peu
élevée ; la face est un peu congestionnée, les lèvres violacées ;
chaleur de la peau normale, pouls plein, 80 P. ; langue bonne,
appétit modéré, pas de troubles digestifs.

Respiration fréquente, 36 R. ; il dit cependant respirer facilement ; la base de la poitrine est élargie à droite, les espaces intercostaux sont bombés du même côté, matité complète en arrière ; en avant, matité depuis la clavicule jusqu'au bord gauche
du sternum, foie repoussé en bas ; pas de vibrations thoraci-

ques. A l'auscultation, absence complète du murmure respiratoire, sauf vers la partie supérieure de la poitrine, où on entend une respiration lointaine ; dans le reste de la poitrine, souffle voilé et égophonie. La pointe du cœur bat à deux travers de doigt en dehors du mamelon ; battements réguliers ; pas de bruits morbides. — Chiendent, vésicatoire.

7 juillet. Même état, pas de tendance à la syncope. Thoracocentèse, qui donne 3,500 grammes de sérosité jaune verdâtre ; les dernières gouttes sont épaisses et sanguinolentes. *Toux vers les derniers moments de l'opération.* Mieux sensible, malgré un peu de fièvre ; retour de la sonorité et de la respiration.

Le 8. Sommeil tranquille, moins d'oppression, 27 R., peau fraîche, facies meilleur, pouls calme, appétit revenu, matité plus étendue qu'après la ponction ; respiration dans presque toute l'étendue du côté malade ; toux modérée, sans expectoration.— Eau de Sedlitz, 10 cent. de poudre de digitale.

Le 9, soir. Un peu de fièvre : le malade dit qu'il se trouve bien.

Le 10. Peau chaude, pouls fort, 91 P. ; oppression considérable, langue bonne, appétit. Pendant trois jours, fièvre le soir, dyspnée considérable, mêmes résultats à l'auscultation que le 8 juillet.

Le 14. Matité remontant jusqu'à l'épine de l'omoplate, en avant jusqu'à deux travers de doigt au-dessous de la clavicule, ne dépassant pas le bord droit du sternum ; respiration dans les points sonores ; dans le reste de la poitrine, absence du murmure respiratoire, broncho-égophonie, pas de souffle. Deuxième thoracocentèse : 1,500 grammes de liquide épais, sanguinolent, brun rougeâtre. Retour de la sonorité et de la respiration.

Le 16. L'épanchement s'est un peu reproduit ; quelques râles sibilants dans le côté droit, à la partie supérieure. — Digitale, vin de quinquina, deux portions.

Depuis lors, pas de changement notable dans l'état local, sauf un rétrécissement progressif de la poitrine à droite, avec incurvation de la colonne ; état général peu satisfaisant : petite fièvre continue, avec redoublement le soir et sueurs nocturnes ; maigreur, pâleur, digestion difficile : tout annonce une tuberculisation en voie d'évolution.

2 août. A onze heures du matin, après avoir déjeuné et causé avec ses voisins, il pousse un cri, s'affaisse et meurt au bout de dix minutes, en rendant du sang par la bouche.

Autopsie. — Le cadavre rend encore du sang par la bouche. A l'ouverture de la poitrine : dans la plèvre droite, 1,200 gr. de sérosité fortement colorée par le sang ; au milieu du liquide nagent quelques caillots de sang pur. Larges ecchymoses sous la plèvre costale, qui est épaisse et couverte de tractus celluleux allant, dans quelques points, du poumon au thorax. Plèvre pulmonaire également épaissie, recouverte de fausses membranes organisées et superposées par stratification. Poumon droit volumineux, pesant, présentant à sa surface de larges plaques d'un rouge noir, qui, à la coupe du poumon, correspondent à des noyaux apoplectiques très-étendus, au milieu desquels il est impossible de reconnaître la structure du poumon ; dans quelques points, les altérations sont moins avancées. Dans le poumon gauche, quelques noyaux d'apoplexie ; il est, en outre, gorgé de sang, friable, rempli de tubercules miliaires, surtout au sommet ; dans le poumon droit, on ne les voit pas, peut-être parce que le parenchyme est complètement envahi par le sang. Rien dans le péricarde. Cœur volumineux, flasque, décoloré ; parois ventriculaires minces : on y trouve quelques ecchymoses interstitielles. Rate ramollie, foie atteint d'un commencement de cirrhose ; reins congestionnés. Cerveau sain.

Nous trouvons dans cette observation plusieurs points intéressants : deux opérations de thoracocentèse presque de nécessité, la première, pratiquée pour un épanchement considérable et nullement modifié par le traitement médical, réussit bien ; mais la seconde donne déjà un liquide épais et sanguinolent ; la pleurésie était donc devenue hémorrhagique et passait à l'état chronique, quand tout à coup une hémor-

rhagie pulmonaire intense a inondé en quelque sorte
tout le poumon, comme l'autopsie l'a démontré, et a
occasionné la mort ; cette hémorrhagie a eu plusieurs
causes : la présence d'un épanchement pleurétique
considérable, une coque fibreuse qui entourait le poumon et la présence de tubercules ; elle a été instantanée, par suite de la perte subite des fonctions du poumon et par la présence de l'hémorrhagie intra-pleurale.

Nous pourrions citer beaucoup d'autres observations
de mort subite dans la pleurésie simple, mais nous
voulons nous borner là, ayant montré que la thoracocentèse ne devait pas être accusée de l'accident funeste
qui l'a suivie plusieurs fois. Nous renvoyons aux
thèses de MM. Oulmont, 1844, Lacaze-Duthiers, 1851,
Négrié, 1864, Davy, 1871, et aux discussions des Sociétés savantes déjà indiquées dans le cours de notre
travail.

Nous ne sommes pas de ceux qui croient que la
thoracocentèse doit être faite pour des épanchements
médiocres ; selon nous, elle ne doit être pratiquée que
quand l'épanchement devient abondant et augmente
rapidement ; mais, me dira-t-on, que doit-on entendre
par un épanchement abondant ? C'est là un point assez
difficile à déterminer. Cependant nous répondrons que
la thoracocentèse nous semble opportune quand le
niveau du liquide atteint l'épine de l'omoplate, ou
quand, l'épanchement datant de quelque temps,
une thérapeutique énergique et sagement con-
duite n'a pu enrayer ses progrès. L'opération pratiquée, nous croyons qu'il est sage de continuer le traitement médical qui facilite la résorption du liquide

laissé dans la plèvre, se réservant d'avoir recours de nouveau à la ponction, si cela est nécessaire. Nous avons entre les mains des observations que nous avons recueillies l'année dernière dans le service de notre maître M. Hérard, où le succès a toujours couronné l'emploi successif des deux modes de traitement.

Nous ne parlerons pas ici de la thoracocentèse de nécessité ; tout le monde est d'accord pour faire la ponction quand des symptômes menaçants se manifestent, tels que dyspnée très-considérable, troubles de la circulation, quand l'asphyxie est imminente, etc.; nous aborderions alors les indications et contre-indications de l'opération, qui sont si bien exposées dans le rapport de M. Marrotte, dans le livre de M. Woillez et dans les discussions de l'Académie et de la Société médicale des hôpitaux.

CONCLUSIONS.

Arrivé à la fin de ce travail, il nous reste à en tirer quelques déductions. Au début de notre thèse, nous nous sommes proposé de rechercher si la mort subite ou rapide était à craindre à la suite de la thoracocentèse, quelles étaient les causes qui pouvaient la produire et les précautions qui pouvaient, autant que possible, la prévenir :

1° A la première question nous répondrons que la mort subite ou rapide a été rencontrée à la suite de la thoracocentèse, que c'est un fait rare, heureusement, qu'elle ne doit pas être attribuée alors à l'opération même, mais aux circonstances locales ou générales dans lesquelles la ponction a été faite.

2° Les causes de mort subite ou rapide après la thoracocentèse sont dues tantôt au cœur, tantôt aux poumons.

A. Dans le premier cas, on rencontre des caillots sanguins dans le cœur ou la petite circulation, tenant à l'existence d'un état général mauvais : anémie, cachexie, diathèse; la thoracocentèse n'est pour rien dans leur migration ni dans leur formation : un mouvement, une émotion auraient pu amener la mort, ou la mort est due à une péricardite, reconnue quelquefois seulement à l'autopsie, comme nous en citons un cas, d'après M. Goguel, ou elle peut survenir par syncope simple, peut-être par action réflexe.

B. Quand la mort est causée par les poumons, il y a congestion et œdème pulmonaires, avec ou sans expectoration albumineuse. Ici nous croyons que de sages précautions peuvent empêcher quelquefois un malheur. D'autres causes, telles que pneumonie, atélectasie, peuvent être invoquées, comme nous le disons dans notre chapitre II; jusqu'ici, aucune autopsie n'est venue confirmer cette supposition.

3° Il n'y a pas de symptômes suffisamment nets qui fassent soupçonner la possibilité de la mort subite ou rapide ; on est réduit à des signes douteux : syncope, tendance à la lipothymie , formation probable d'un caillot cardiaque, cachexie profonde, lésions graves du cœur et des poumons, surtout de celui que tapisse la plèvre saine, toux quinteuse et persistante survenant pendant l'opération, et indiquant une congestion pulmonaire.

4° Plusieurs précautions doivent être prises pour se mettre autant que possible à l'abri d'un malheur irréparable.

S'assurer tout d'abord de l'état du cœur et des deux poumons, surtout du poumon du côté opposé à l'épanchement ; éviter les mouvements ou les émotions qui pourraient provoquer une syncope ; opérer autant que possible le malade dans la position horizontale.

Obtenir un écoulement lent que l'on pourra arrêter immédiatement ; ne pas faire un vide trop complet dès l'abord dans le flacon récepteur ou le corps de pompe (si on se sert d'un appareil aspirateur); si on emploie un trocart, ne pas prendre un instrument d'un trop gros calibre.

Ne pas vider complètement la poitrine, mais arrêter l'écoulement, quand on aura extrait un demi-litre, si le poumon opposé est malade, ou plutôt si le malade est pris de quintes de toux persistantes et fatigantes.

Les appareils aspirateurs nous semblent pouvoir être employés aussi bien que le trocart garni de baudruche, pourvu que l'écoulement soit lent, régulier et facile à modérer ou à arrêter.

5° Les observations de mort subite dans la pleurésie sans thoracocentèse, arrivent souvent par le même mécanisme que les morts subites ou rapides après cette opération, ce qui prouve que la ponction n'est pas la cause de cette fatale terminaison.

Disons enfin que la thoracocentèse est une opération qui rend les plus grands services, qui est innocente autant que peut l'être une intervention chirurgicale, mais qu'elle doit être employée avec mesure et précautions.

Paris. A. Parent, imprimeur de la Faculté de Médecine, rue M^r-le-Prince, 31.

www.ingramcontent.com/pod-product-compliance
Ingram Content Group UK Ltd.
Pitfield, Milton Keynes, MK11 3LW, UK
UKHW020921120726
13693UKWH00003B/1095